André Fringer

Cla Gleiser

Mit einem Grafikdesign von Peter Wild

Pflege ist...

52 Schlaglichter auf den schönsten Beruf der Welt

hogrefe

Pflege ist...

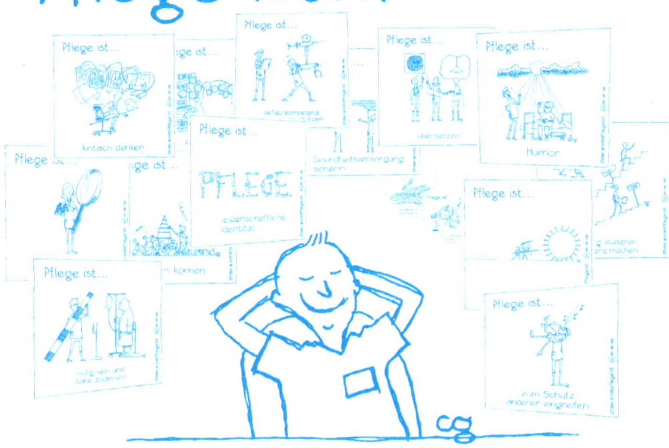

...wunderbar!

Vorwort – Das Experiment

Das vorliegende Buch war ein Experiment, das Cla Gleiser und ich im Rahmen des «Jahres der Hebammen und Pflegenden 2020» ins Leben gerufen haben, um die Schönheit und Bedeutung eines Berufes sichtbar zu machen, der – treffender kann man es kaum formulieren – zu den lebensbejahendsten Tätigkeiten der Welt zählt. Wir wollten den oft unsichtbaren Facetten der Pflege eine Plattform bieten und so entstand die Idee, ein Jahr lang jede Woche ein Bild unter dem Motto «Pflege ist...» zu veröffentlichen. Inspiriert durch die Comicserie «Liebe ist ...» in Zeitschriften, verfolgten wir hier das Ziel, das Wesen der Pflege in Momentaufnahmen zu gießen, die auch Laien verstehen und wertschätzen können. Diese Initiative begann mit einem Diskurs im Kollegenkreis, wo uns die Frage beschäftigte: «Ja, was ist eigentlich Pflege?» Die Antwort ist komplex, denn Pflege ist eine Disziplin, die fast überall höchstes Vertrauen genießt und als unersetzlich anerkannt wird. Die Nachfrage nach unseren Zeichnungen ist bis heute beständig – sie haben nicht nur eine Pandemie, sondern auch viele pflegepolitische Wirren überstanden und ihre Bedeutungen behalten. Es sind diese Bilder und Texte, die den Menschen bis heute zeigen: Pflege ist – einfach wunderbar.

Prof. Dr. André Fringer

Vorwort – Die Entdeckungsreise

Als André Fringer mich herausforderte, die angeblich faszinierende Welt der Pflege (das jedenfalls behauptete er) über ein Jahr mit wöchentlichen Illustrationen zu beleuchten, überlegte ich nicht lange. Nach Jahren regelmäßiger Zusammenarbeit, bei der es immer darum gegangen war, dem Laien (der ich ja selbst auch bin) Zugang zu dieser Welt zu verschaffen, war meine Neugier schon längst geweckt. Als Vorgabe bekam ich 52 Sätze «Pflege ist ...», sauber abgefüllt in eine Excel-Tabelle (Was gibt es Inspirierenderes?). Damit begann mein Experiment und meine Entdeckungsreise. Manches überraschte mich wenig («Pflege ist ... da sein»), anderes schon eher («Pflege ist ... Teil einer anderen Biografie werden»). Nicht erwartet hätte ich eine Verwandtschaft zwischen Pflege und meiner Arbeit («Pflege ist ... übersetzen»); dann schon eher das Gegenteil («Pflege ist ... schweigen können»). Und schließlich gab es Sätze, die nicht nur meine Sicht von Pflege erweiterten, sondern mich grundsätzlich ins Nachdenken brachten. So etwa die Vorgabe zu einem meiner Lieblingsmotive: «Pflege ist ... da weitermachen, wo andere aufhören». (Gerade diesen Satz haben André Fringer und ich uns zu Herzen genommen und dieser Serie noch zwei weitere folgen lassen. Aber davon soll hier nicht die Rede sein.) Viel wichtiger aber als das Bild, das ich als Laie von der Pflege habe, ist das Selbstbild derer, die sich täglich für uns Laien in dieser faszinierenden (du hattest recht, André) Welt engagieren. Ihnen sind alle diese Zeichnungen gewidmet.

Cla Gleiser

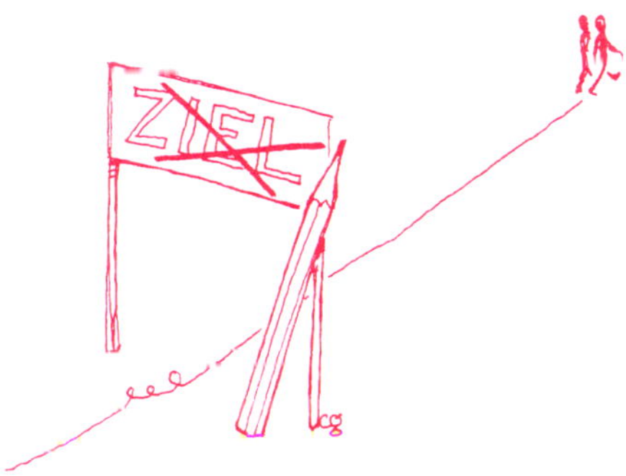

...da weitermachen,
wo andere aufhören

Unser Beitrag zum Jahr der Hebammen und Pflegenden:

André Fringer von der Zürcher Hochschule für Angewandte Wissenschaften (ZHAW) und Cla Gleiser veröffentlichen im Rahmen des Masterstudiengangs Pflege (MScN) auf Social Media unter #MScNZHAW jede Woche eine Grafik zum Thema «Pflege ist ...»!

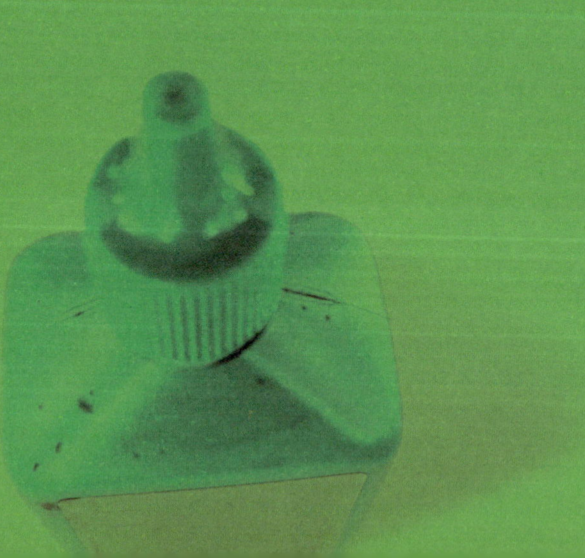

Pflege ist …

... beobachten

Pflegende haben einen aufmerksamen Blick. Kleinste Veränderungen werden wahrgenommen und zur Entscheidungsfindung in der Pflege intuitiv zu einem Gesamtbild zusammengefügt, das Patienten, Angehörige und weitere Betroffene einschließt.

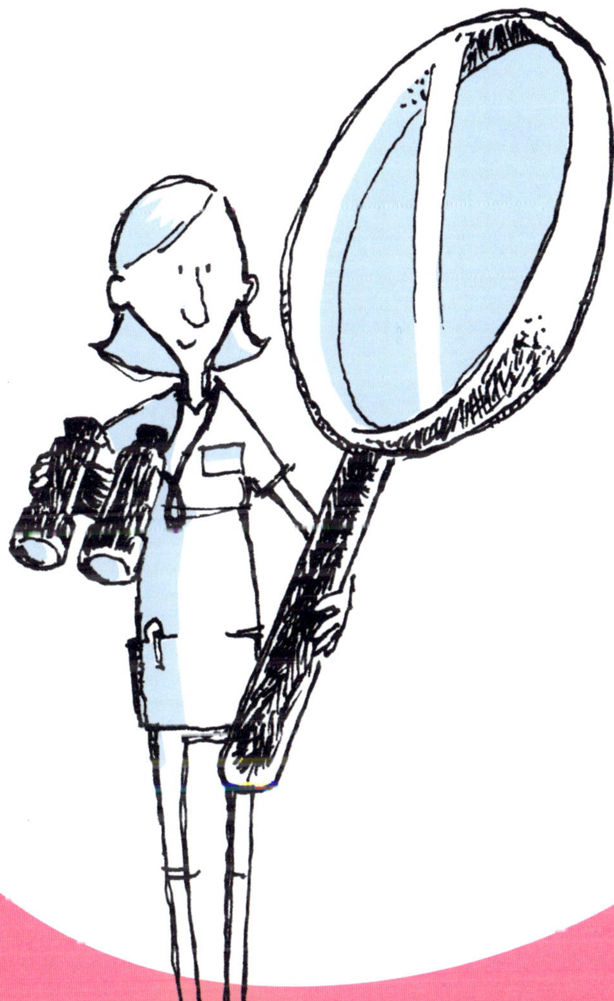

Pflegende bewahren und schützen die Würde des Menschen in jeder Situation und Abhängigkeit, indem sie seine Bedürfnisse erkennen, sie aufzeigen, für sie eintreten und kämpfen.

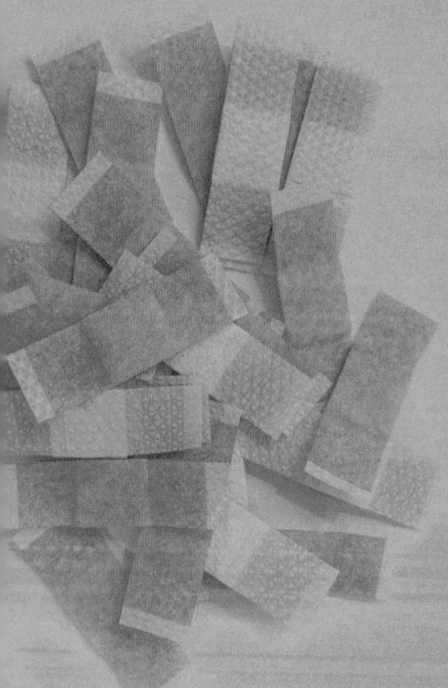

... für jemanden eintreten

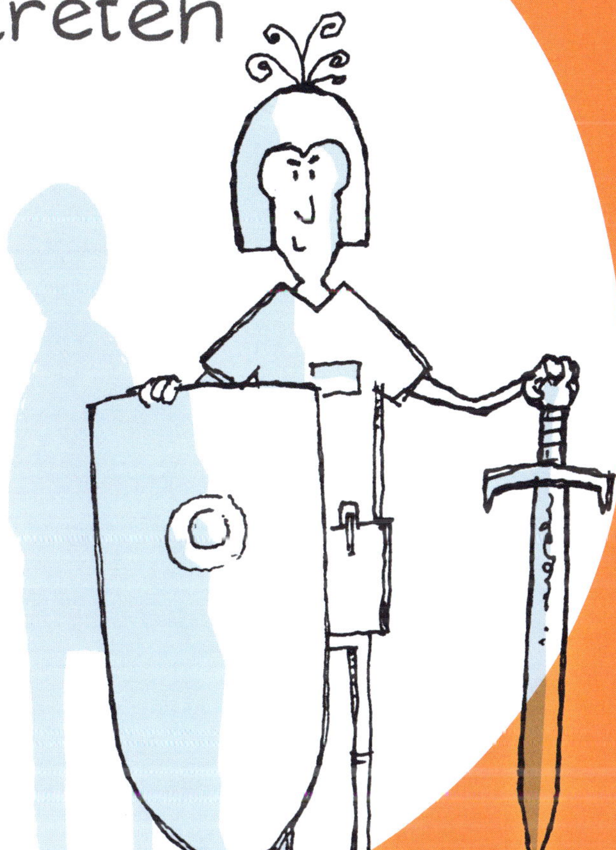

...mitgehen

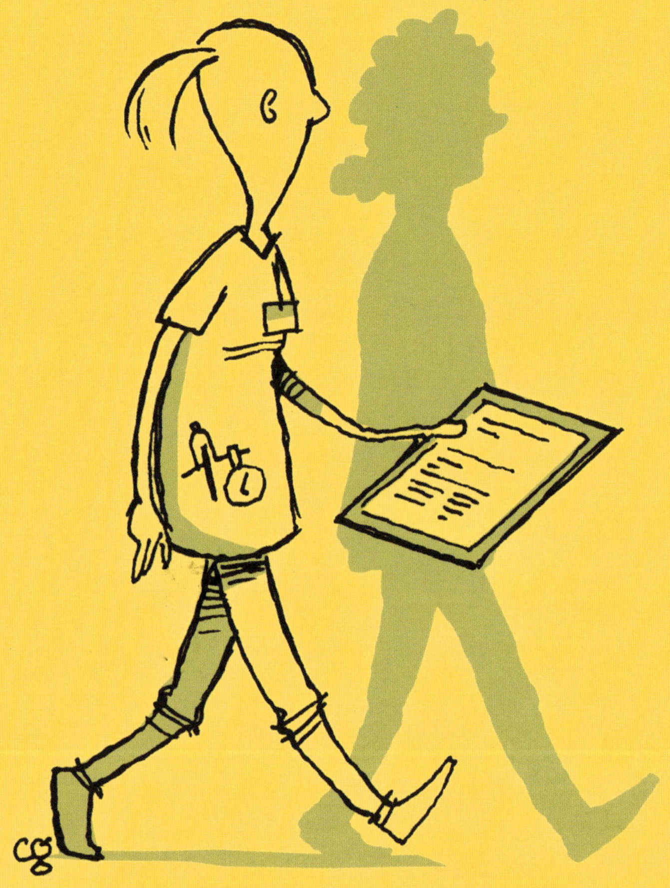

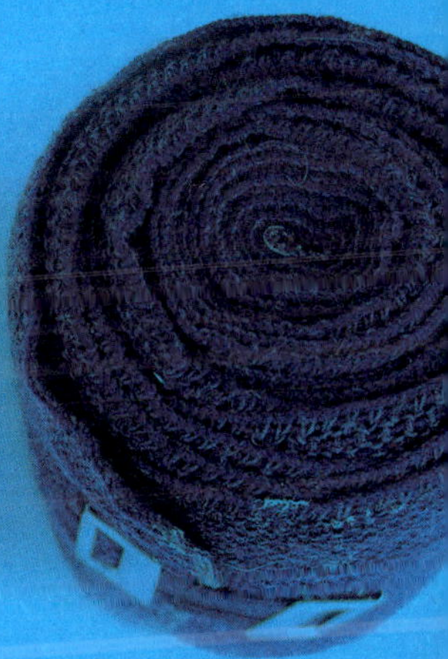

Pflegende haben die reflektierte Fähigkeit, zu antizipieren, wie Handlungen, Entscheidungen und Haltungen auf Seiten der Betroffenen und Patienten sich auswirken und kumulieren können. Mitgehen bedeutet, das individuelle Voranschreiten zu antizipieren und zu ermöglichen.

«Da sein» beinhaltet in der Pflege nah und vielleicht sogar greifbar zu sein. Auf die Not Betroffener und Angehöriger, «leben zu müssen», etwas «erleben oder auch durchleben» zu müssen, antworten Pflegefachpersonen, indem sie gegenwärtig und präsent sind.

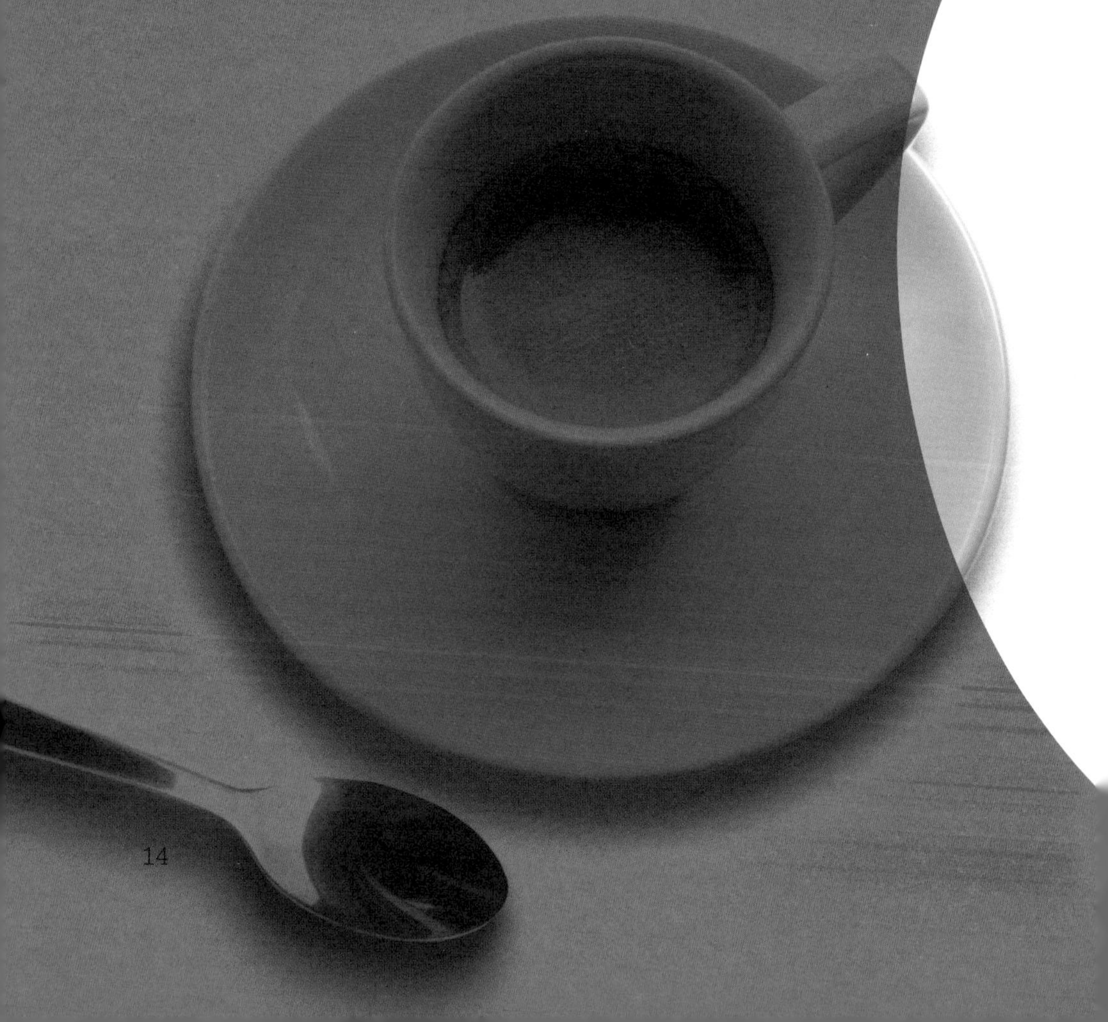

... da sein

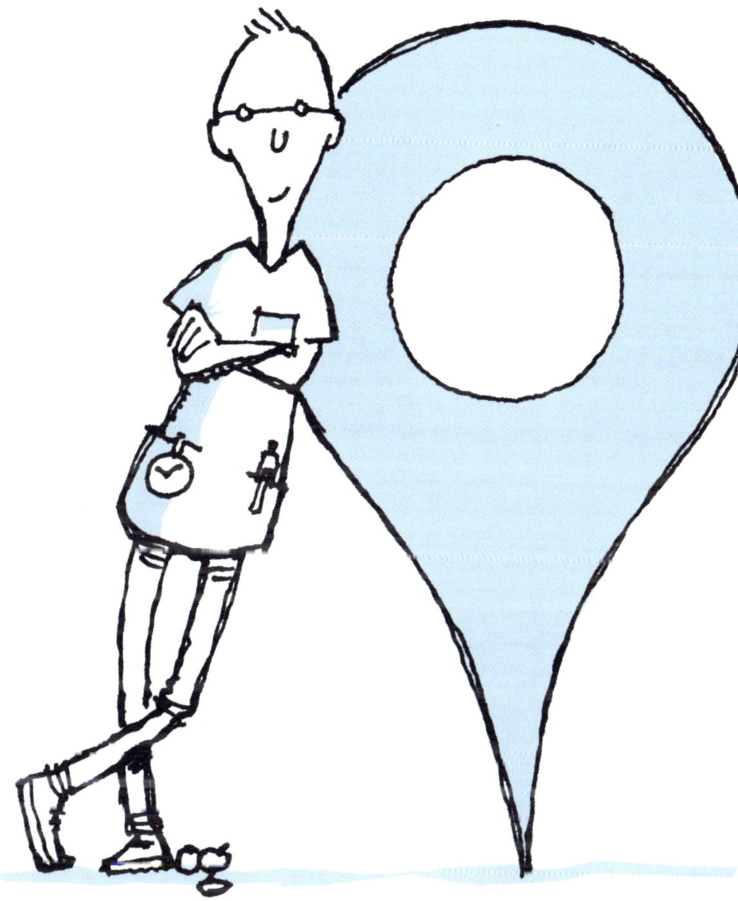

...Profiling

Pflegende sind wie Kriminologinnen. Sie lesen die individuelle Situation der Betroffenen als Tatort des Lebens und der Pflege. Aus kleinsten Puzzelteilen setzen sie ein Gesamtbild für die beste Betreuung und Pflege zur Falllösung zusammen.

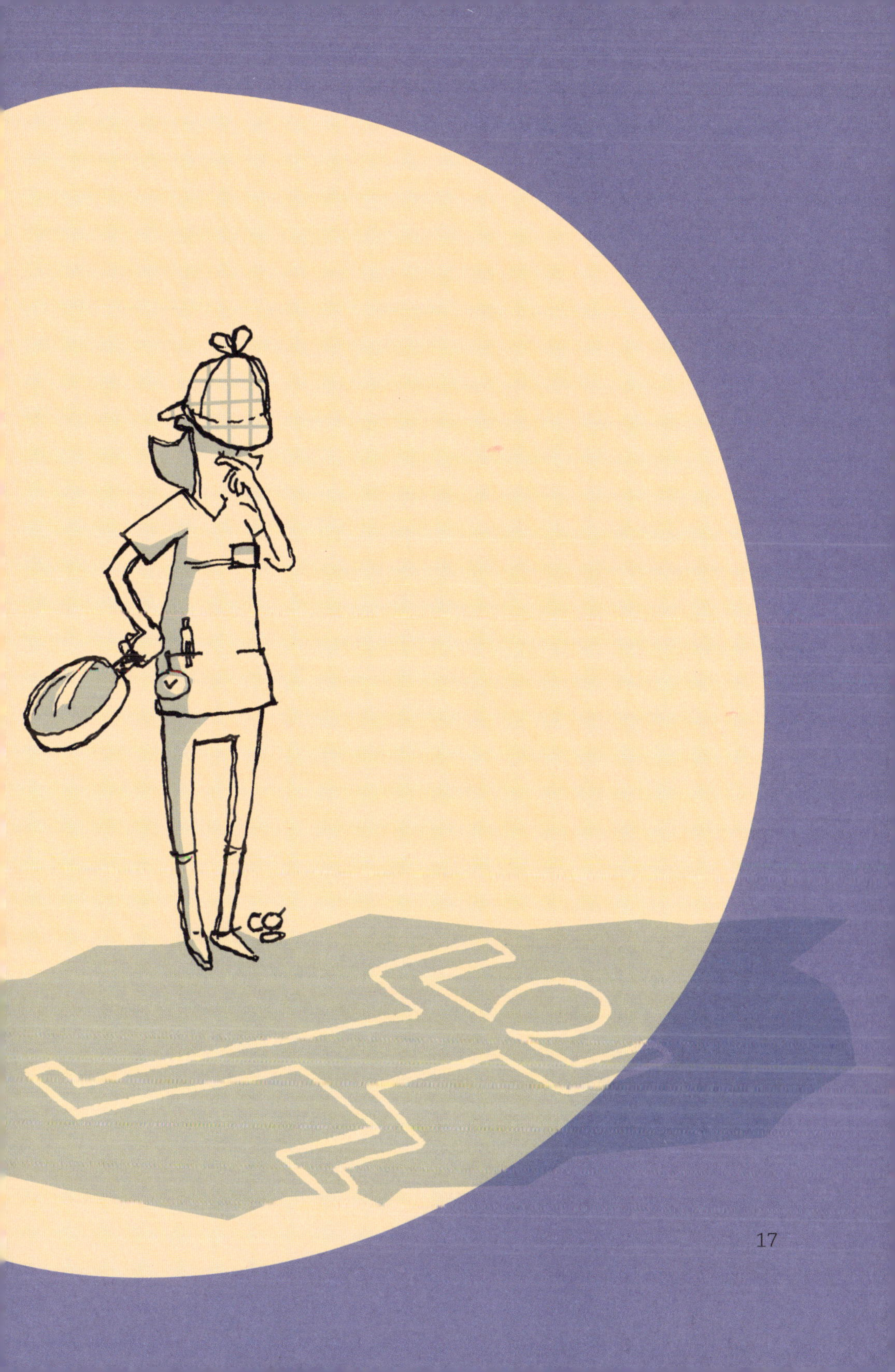

Pflege bleibt und macht dort weiter, wo andere Berufsgruppen an ihre Grenzen kommen, wo Ziele erreicht, keine mehr gesetzt oder Therapien aufgegeben werden. Trotz Ausweglosigkeit zu begleiten, nicht aufzugeben und in instabilen Situationen Verantwortung zu tragen, das ist Pflege.

...da weitermachen, wo andere aufhören

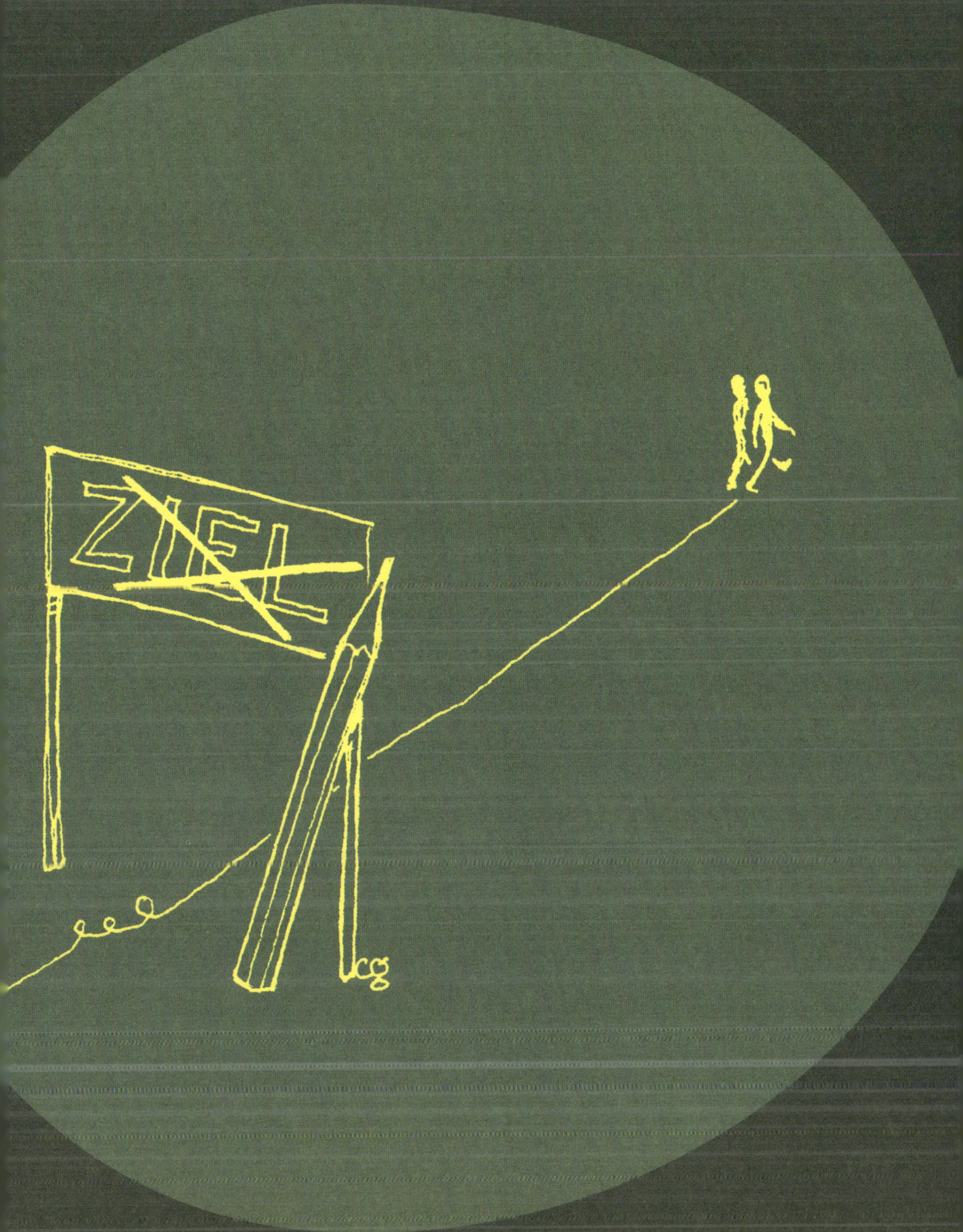
ZIEL

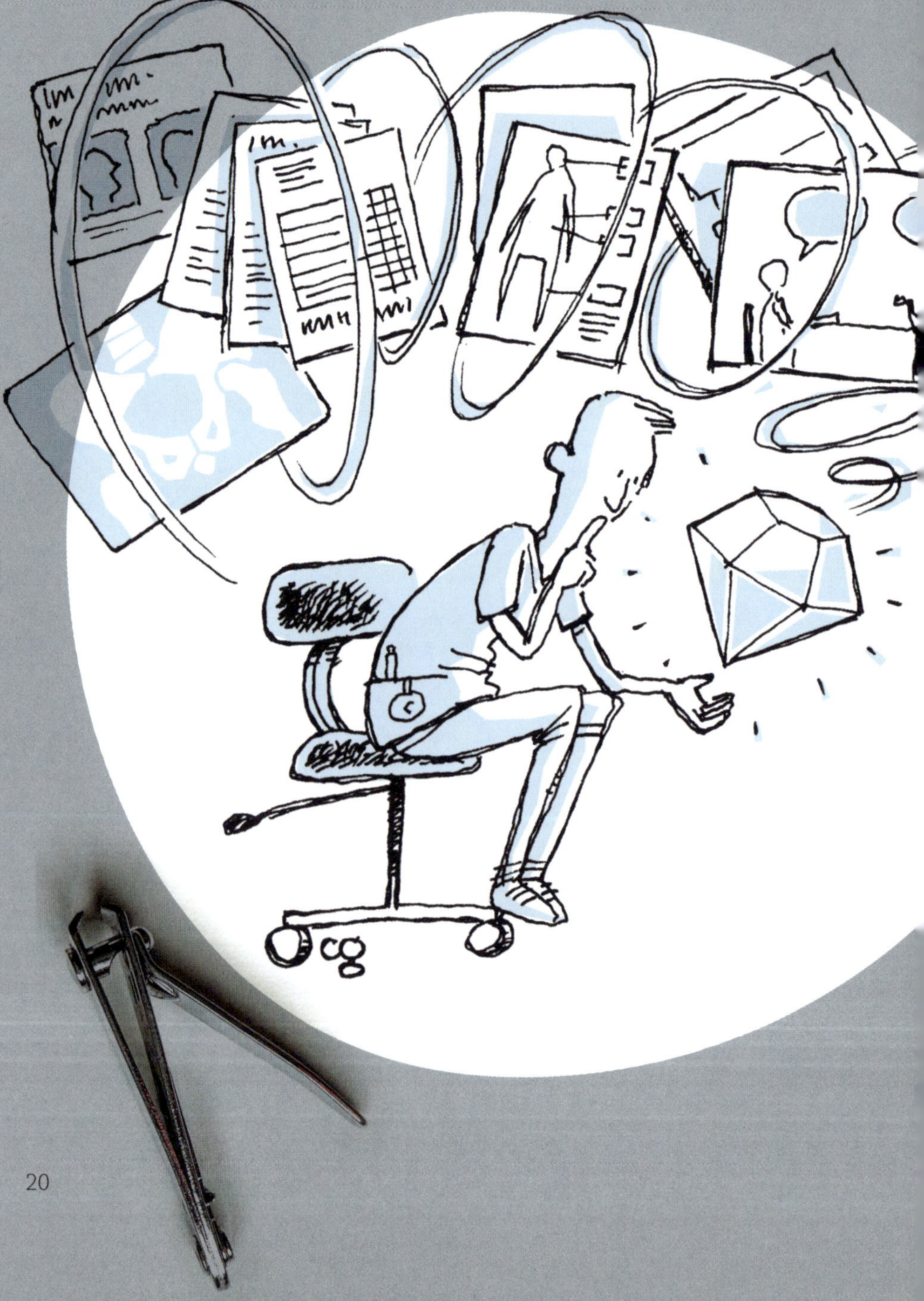

...kritisch denken

Pflegende sammeln, analysieren, verdichten und interpretieren diverse Informationen, um unvoreingenommen, sicher, fachkundig, kunstvoll und wissenschaftlich abgesichert Entscheidungen, die vernünftig und begründet sind, für Betroffene und Anvertraute zu fallen.

...aushalten können

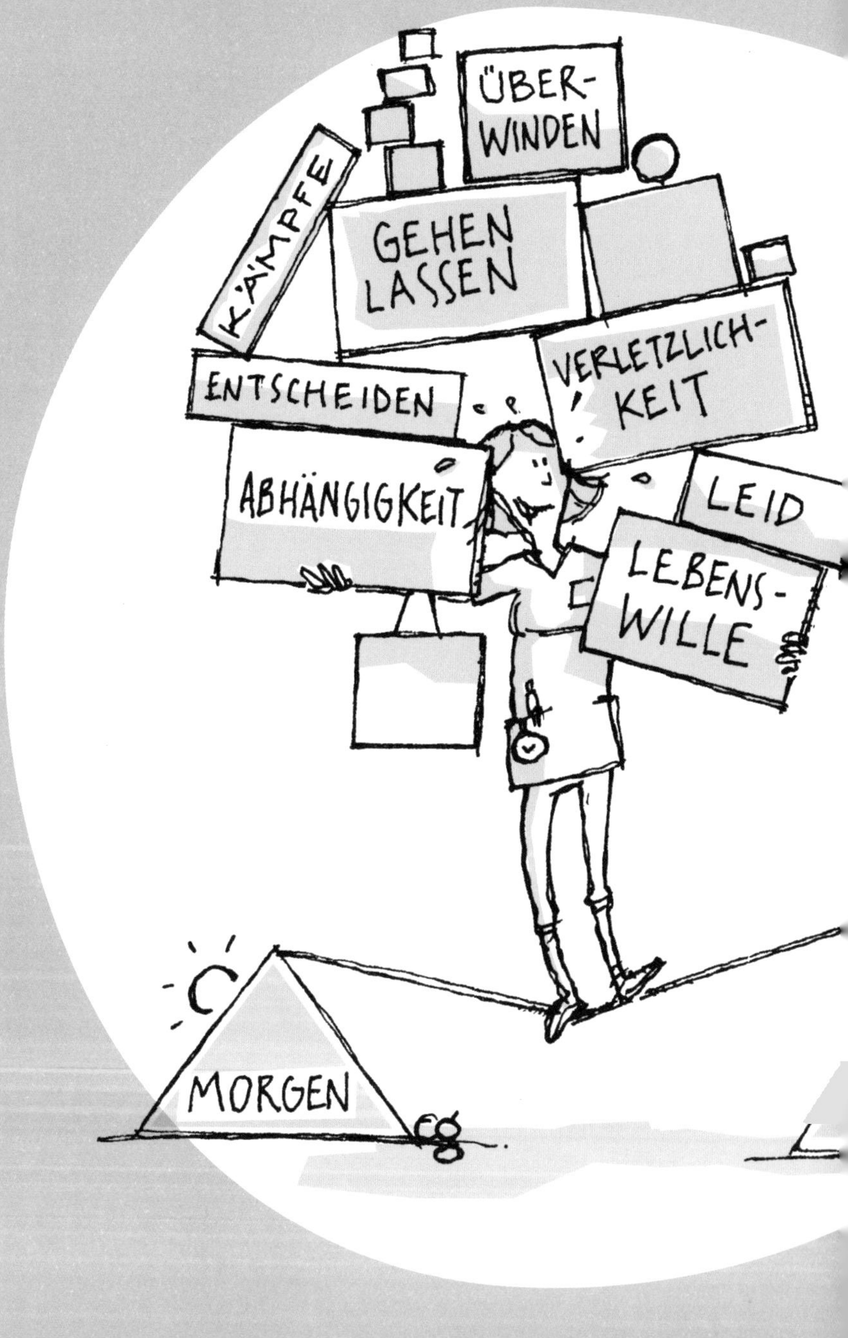

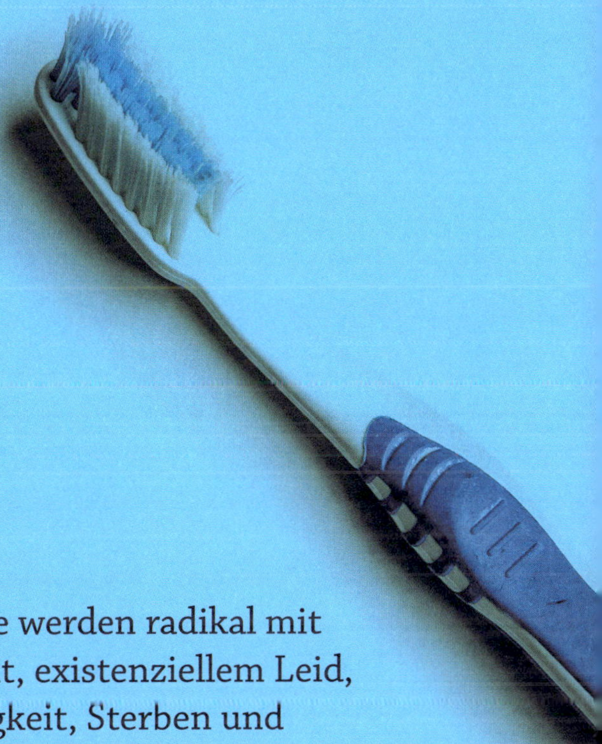

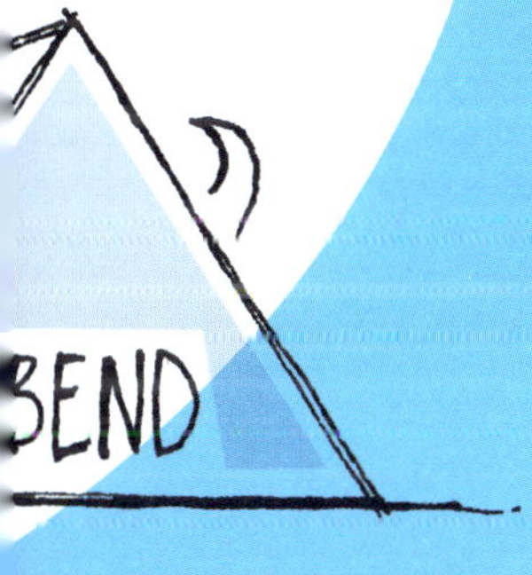

Pflegende werden radikal mit Krankheit, existenziellem Leid, Abhängigkeit, Sterben und Gehenlassen konfrontiert. Gemeinsam erfolgreich oder erfolglos zu kämpfen, Unerträgliches wie auch Erfolge gemeinsam von einem Tag zum anderen zu balancieren, das ist Pflege.

Pflege ist Demut vor der Einzigartigkeit menschlichen Daseins. Als Haltung und Wert gründet sie tief im Ethikkodex für Pflegende und hat nichts mit Service oder Dienstleistung gemein. Demut ist Kunst und Ästhetik der Pflege zugleich. Ohne Demut ist kritisches Denken nicht möglich, Pflege wäre dann keine Pflege mehr.

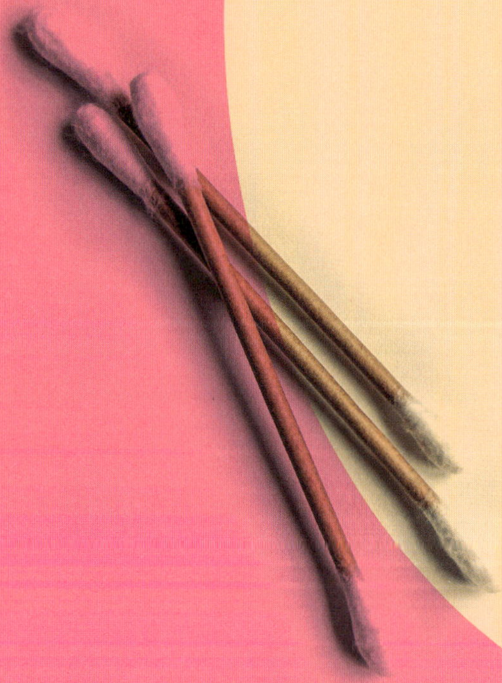

...Demut

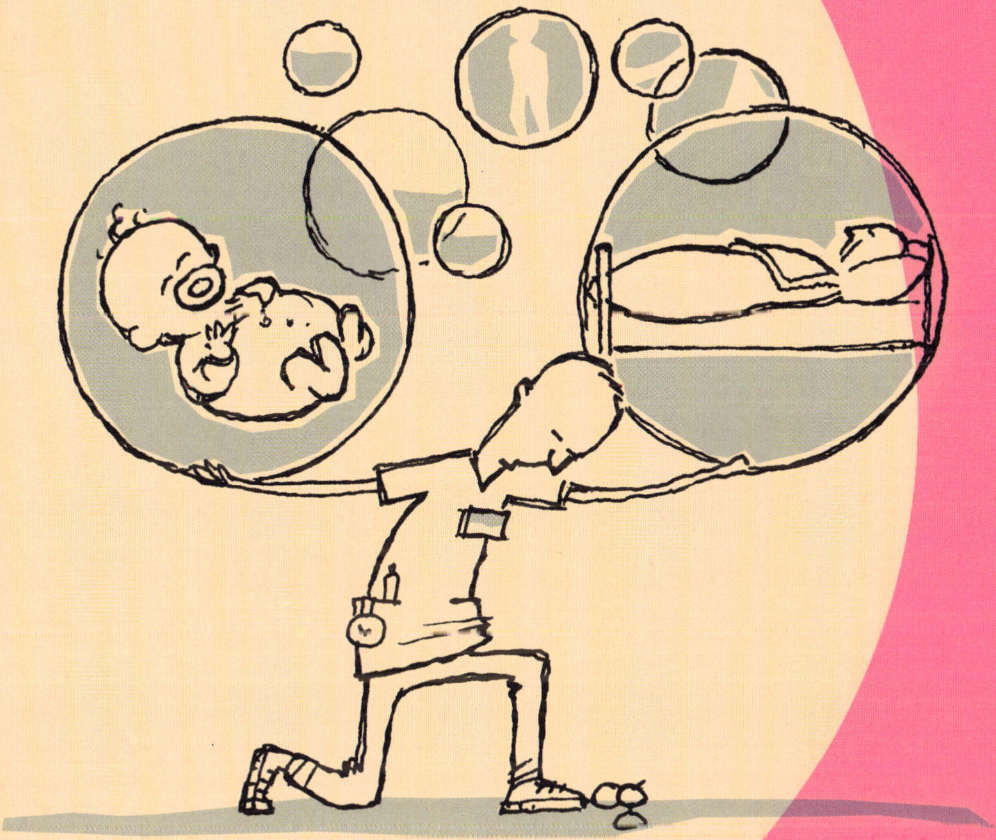

...zum Schutz anderer eingreifen

Die Pflegende greift zum Schutz des Einzelnen, der Familie und der sozialen Gemeinschaft ein, wenn deren Wohl durch eine Pflegende oder eine andere Person gefährdet ist.

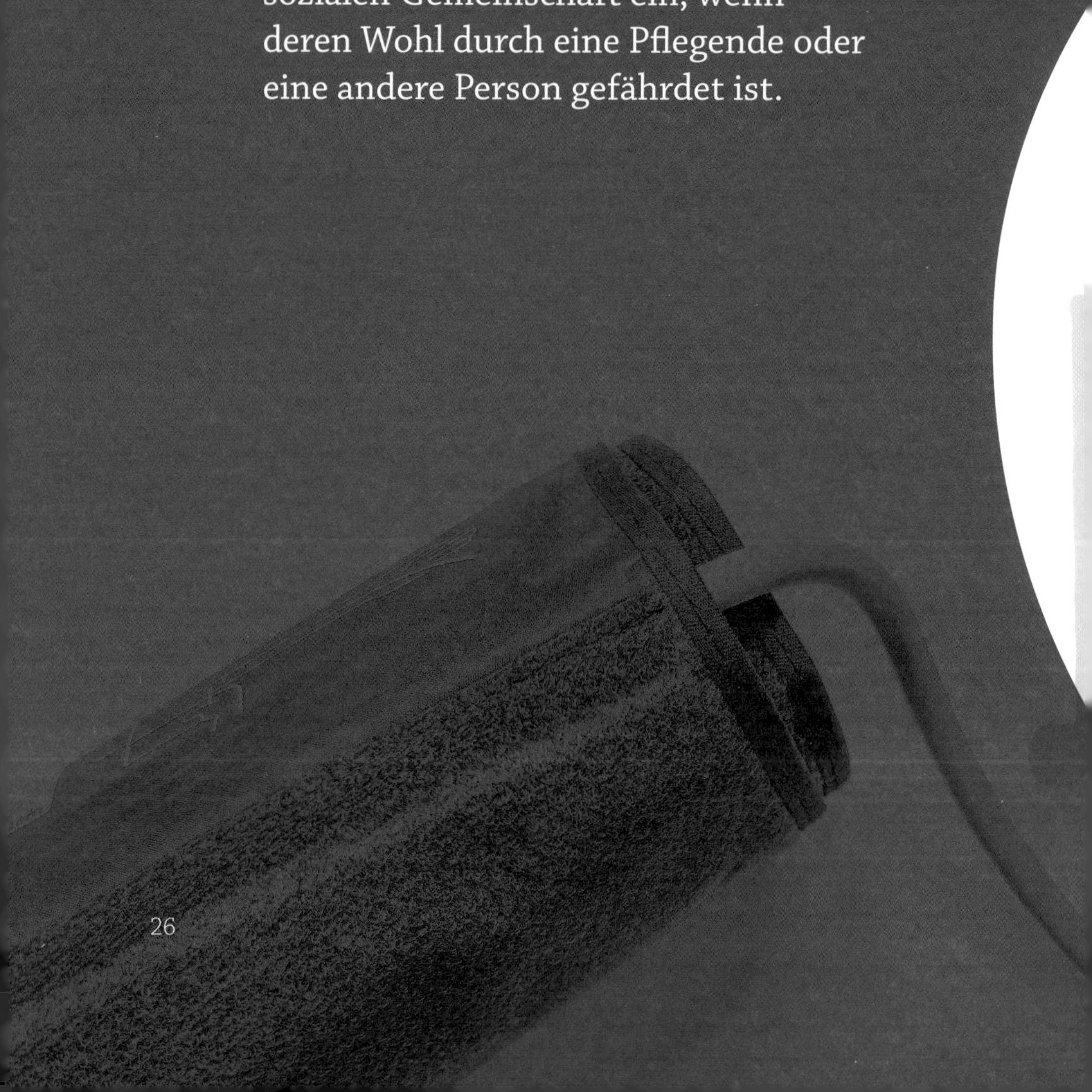

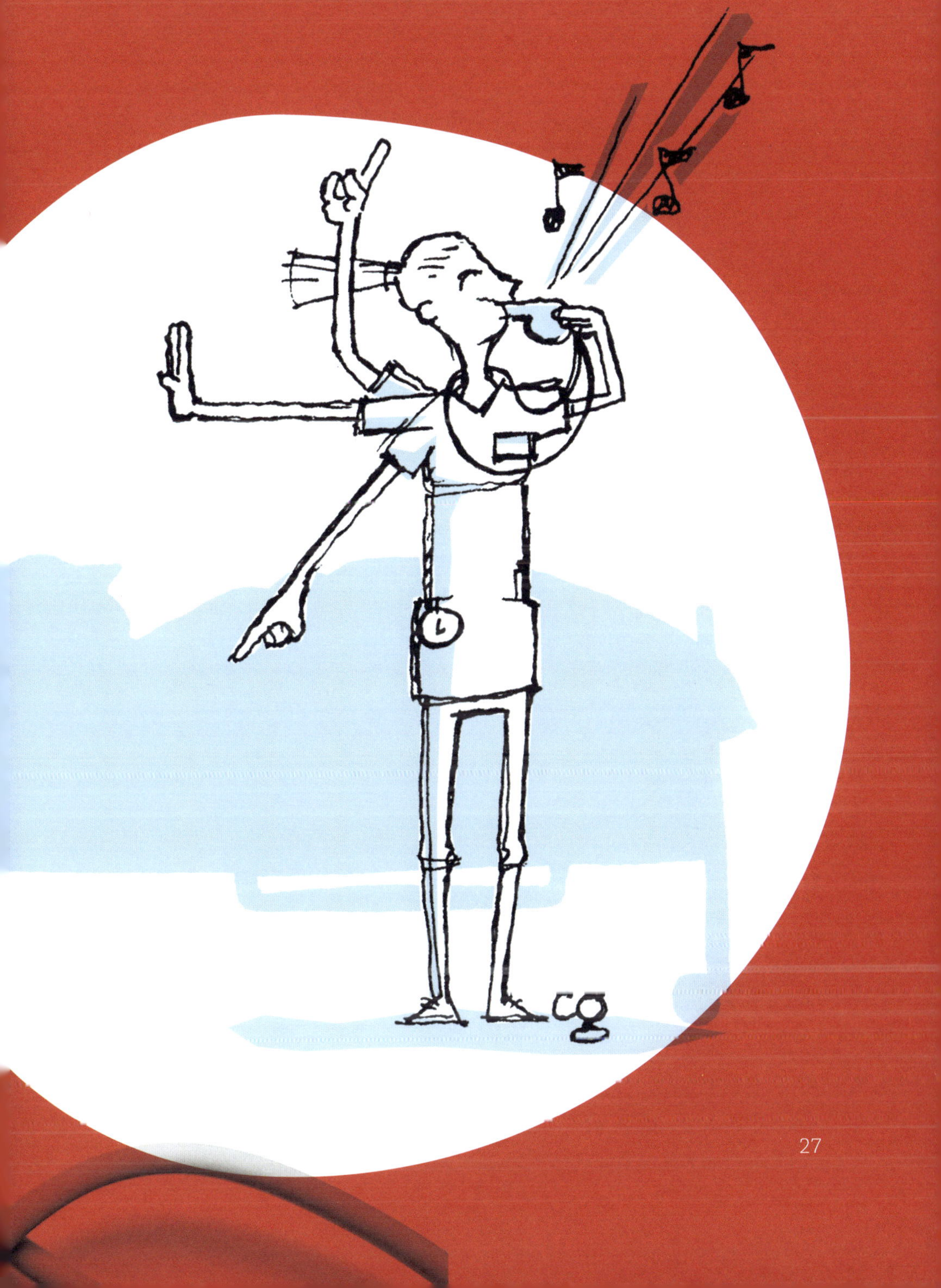

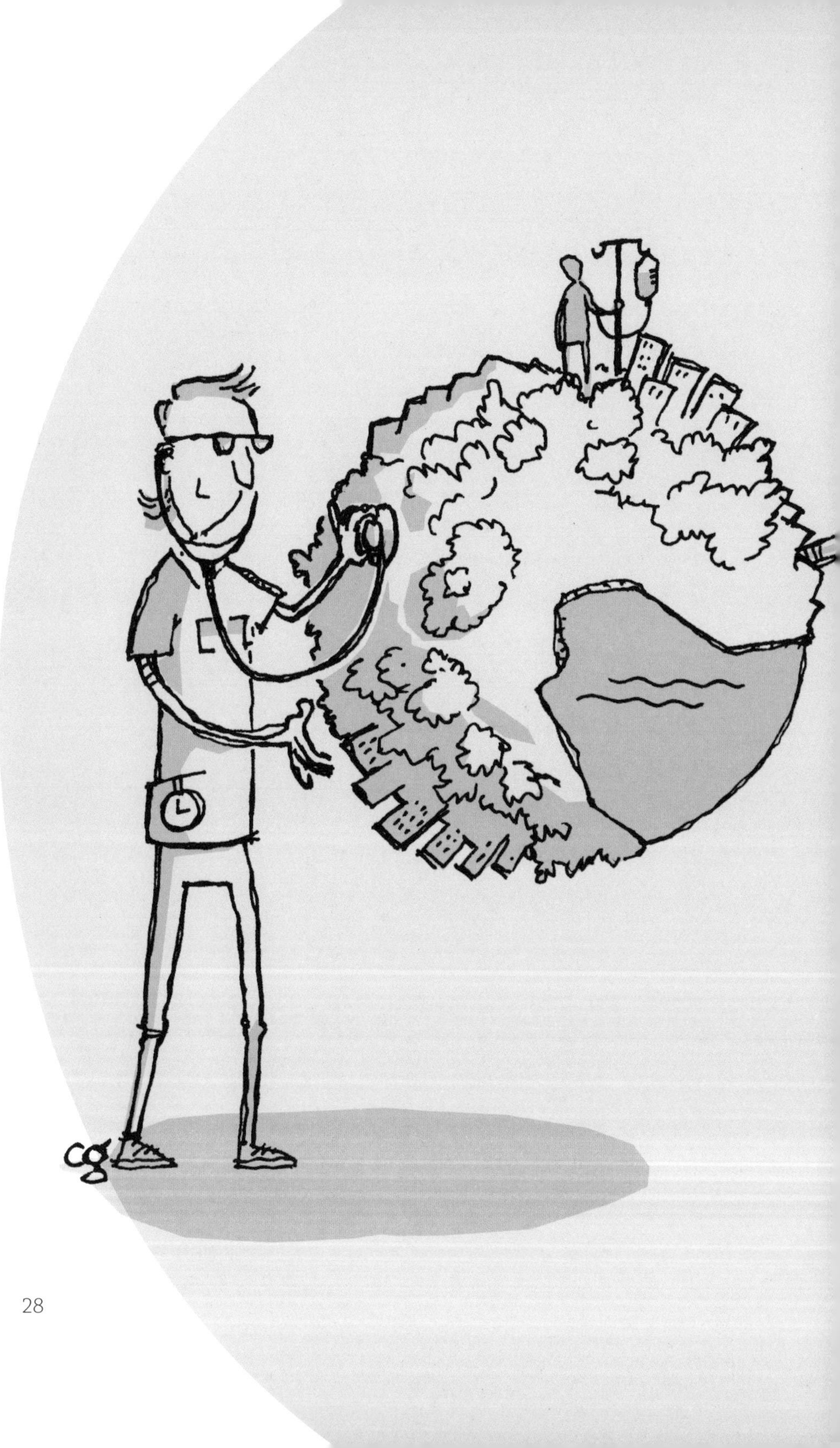

...die natürliche Umwelt erhalten

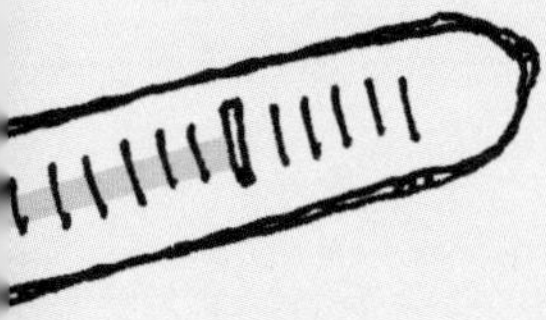

Pflegende handeln zur Bewahrung und zum Schutz der natürlichen Umwelt und sind sich deren Bedeutung für die Gesundheit bewusst.

Pflege schätzt die Fachkompetenz anderer ein. Sie ist persönlich verantwortlich und rechenschaftspflichtig für die Ausübung der Pflege. Sie beurteilt die Fachkompetenzen der anderen vor allem, wenn sie Verantwortung delegiert. Die Wahrung ihrer fachlichen Kompetenzen erfolgt durch kontinuierliche Fortbildung.

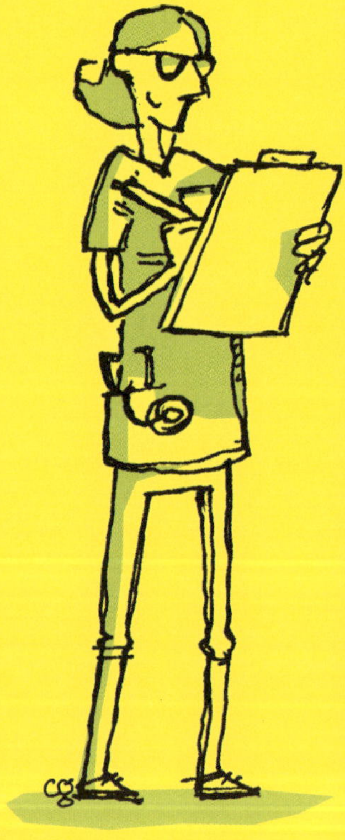

…die Fachkompetenz anderer einschätzen

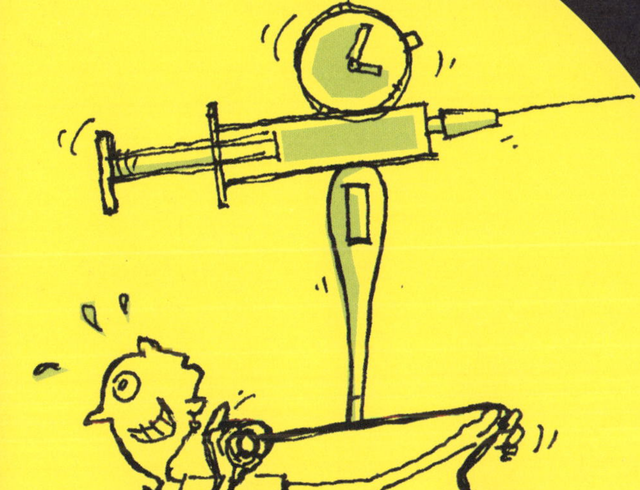

…ästhetisch

Der Begriff «Ästhetik» steht für die «Kunst», professionell zu pflegen und die Poesie pflegerischen Tuns. Ästhetik ist Instrument und Kennzeichen der professionellen Pflege, um die Lebenswelt Anderer ganzheitlich wahrzunehmen und zu erkunden. Sie ist ein Verstehens- und Verständnismuster.

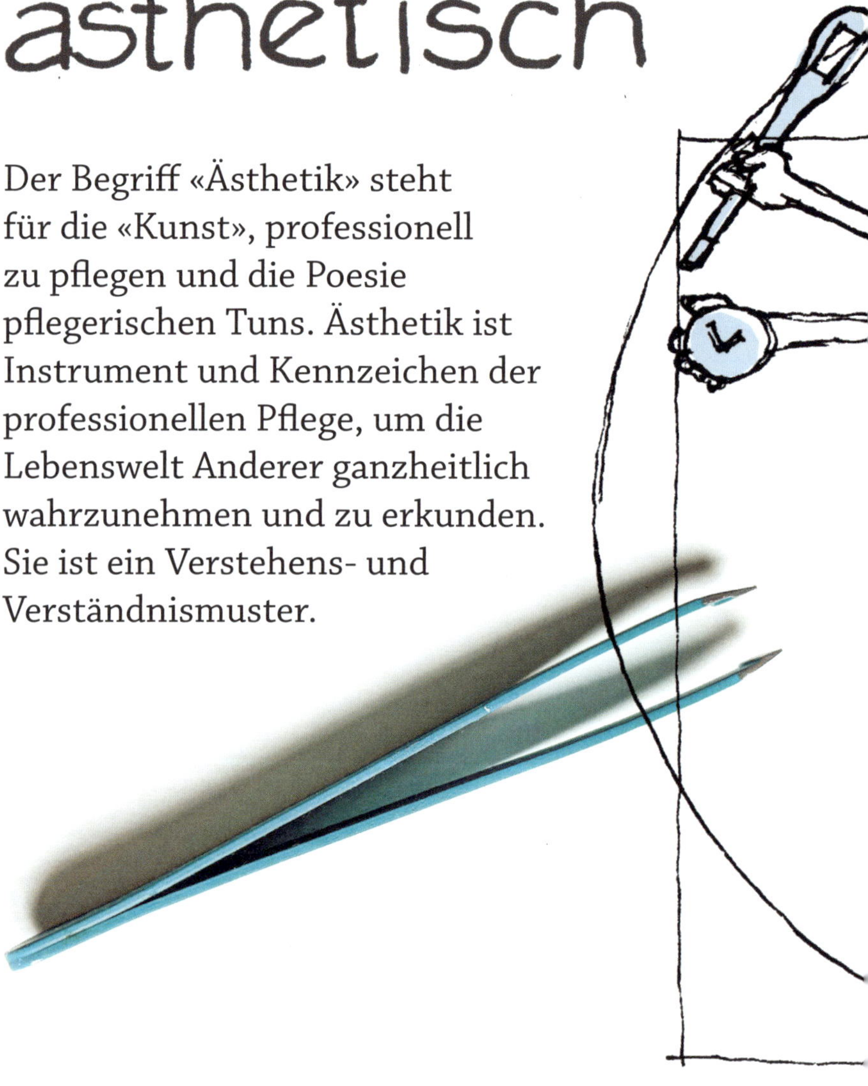

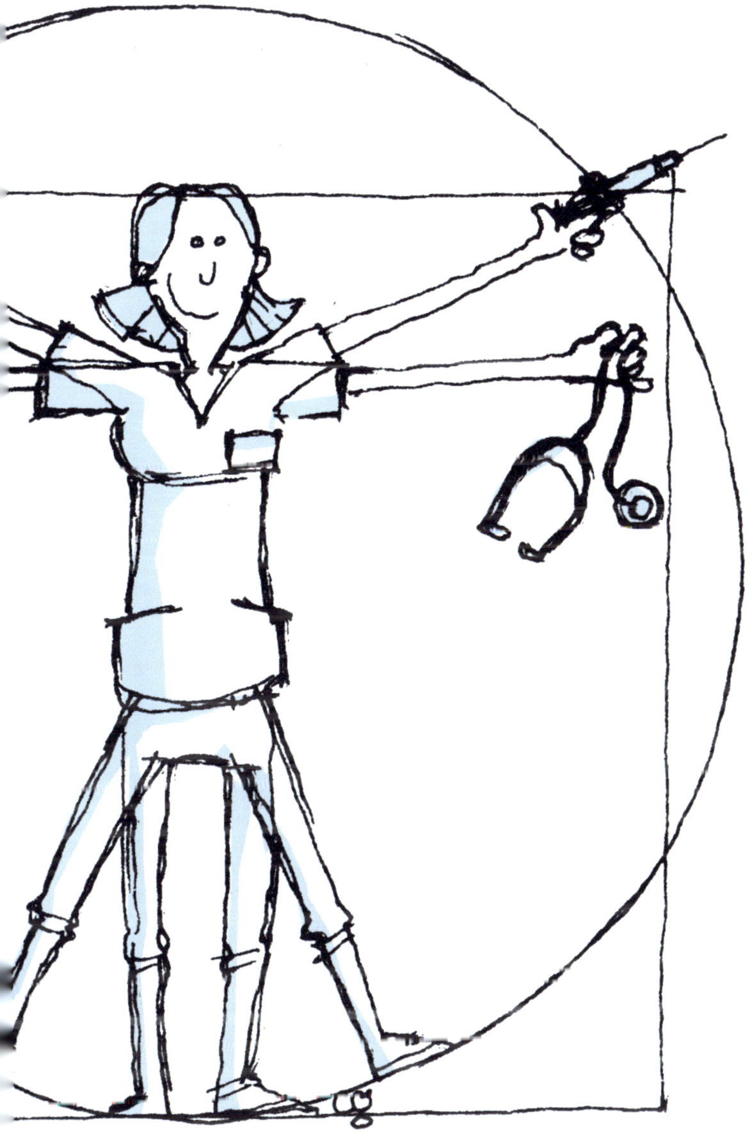

In Situationen, in denen gewohnte
Werte und Zielvorstellungen
infrage gestellt werden,
wenn Entscheidungen und
Neuanpassungen notwendig sind
und sich Hilflosigkeit einstellt,
dann ist Pflege krisenfest da
und unterstützt die Chance auf
Neuorientierung.

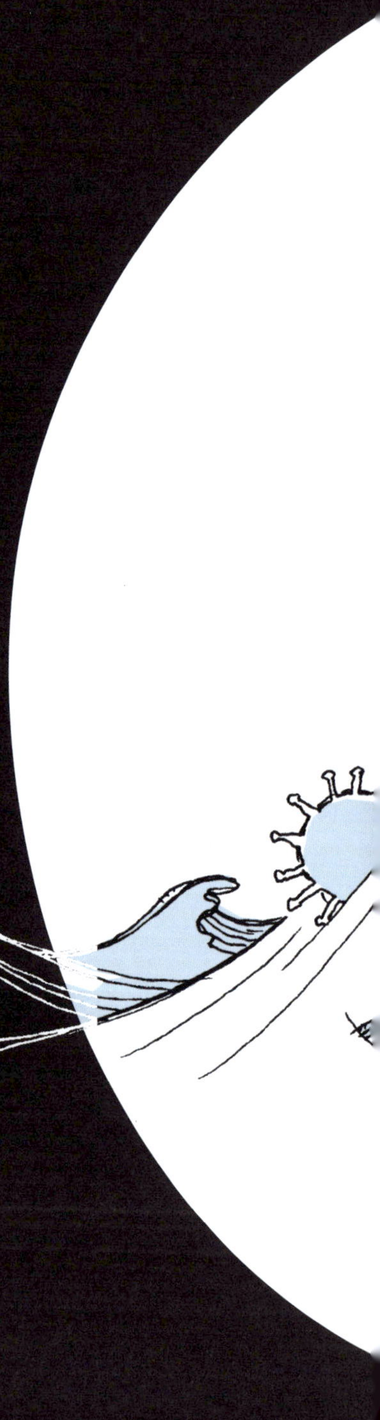

...krisenfest

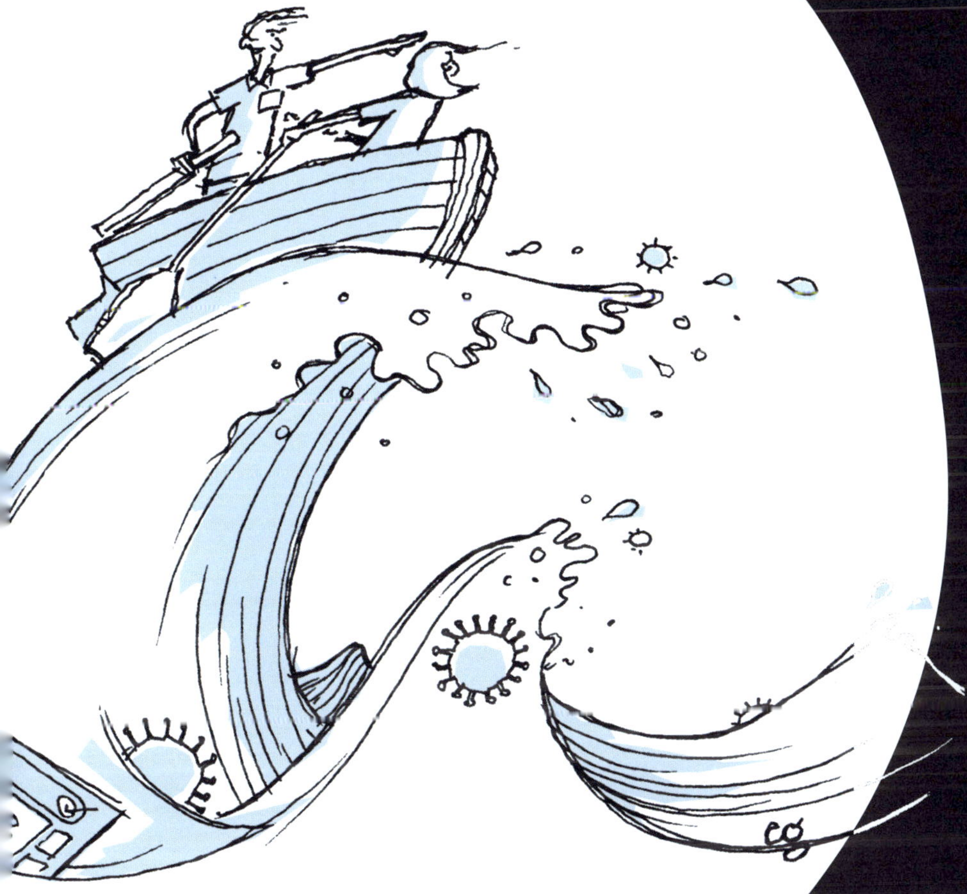

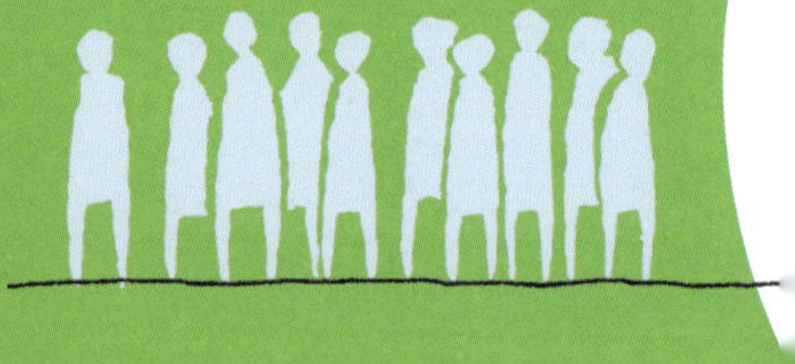

Pflegende sind «Frontline Workers», die bis an ihre Grenzen gehen, um für den Schutz von Patientinnen und Angehörige einzustehen und zu kämpfen.

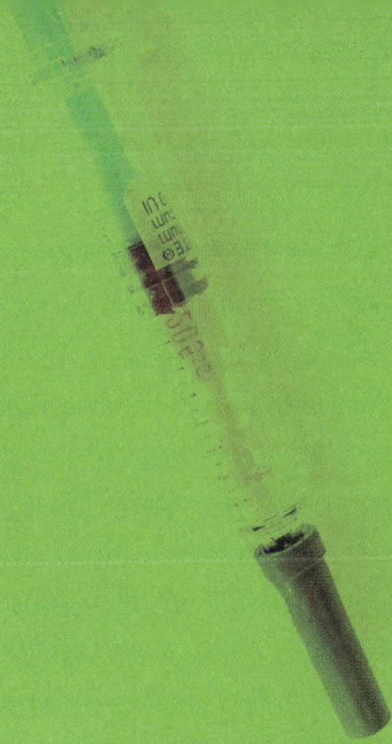

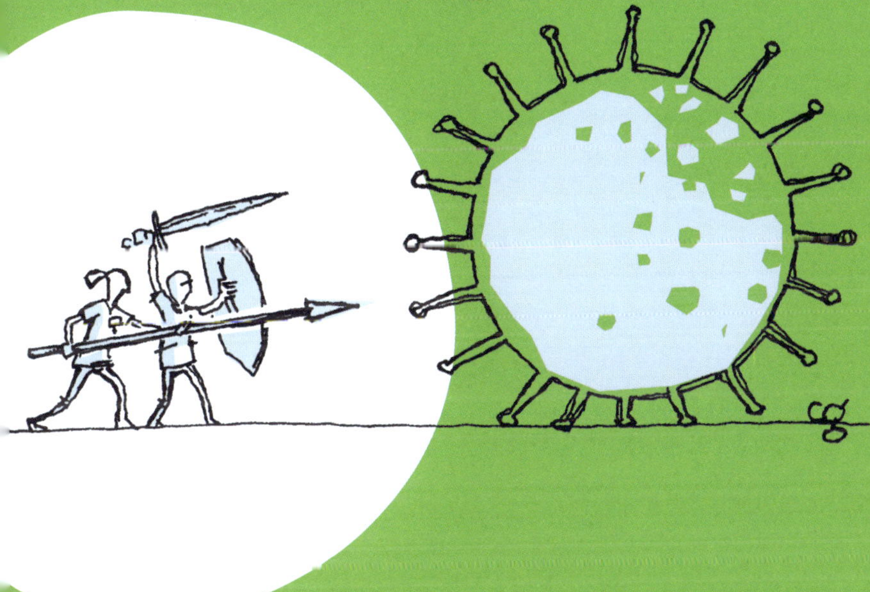

...Frontline Workers

...Benachteiligten eine Stimme geben

Die Pflegende teilt mit der Gesellschaft die Verantwortung, Massnahmen zugunsten der gesundheitlichen und sozialen Bedürfnisse der Bevölkerung, besonders von benachteiligten Gruppen, zu veranlassen und zu unterstützen.

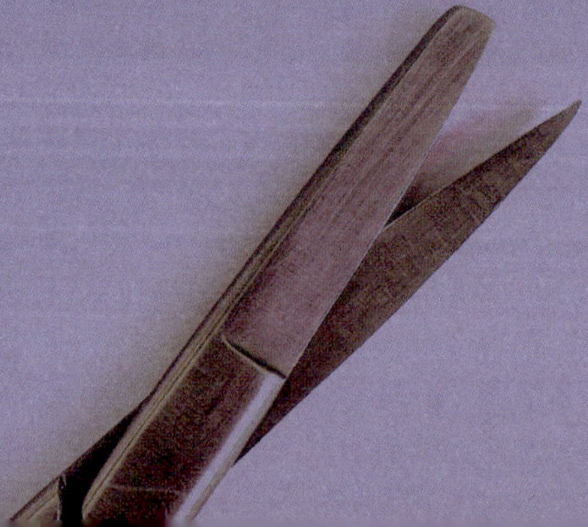

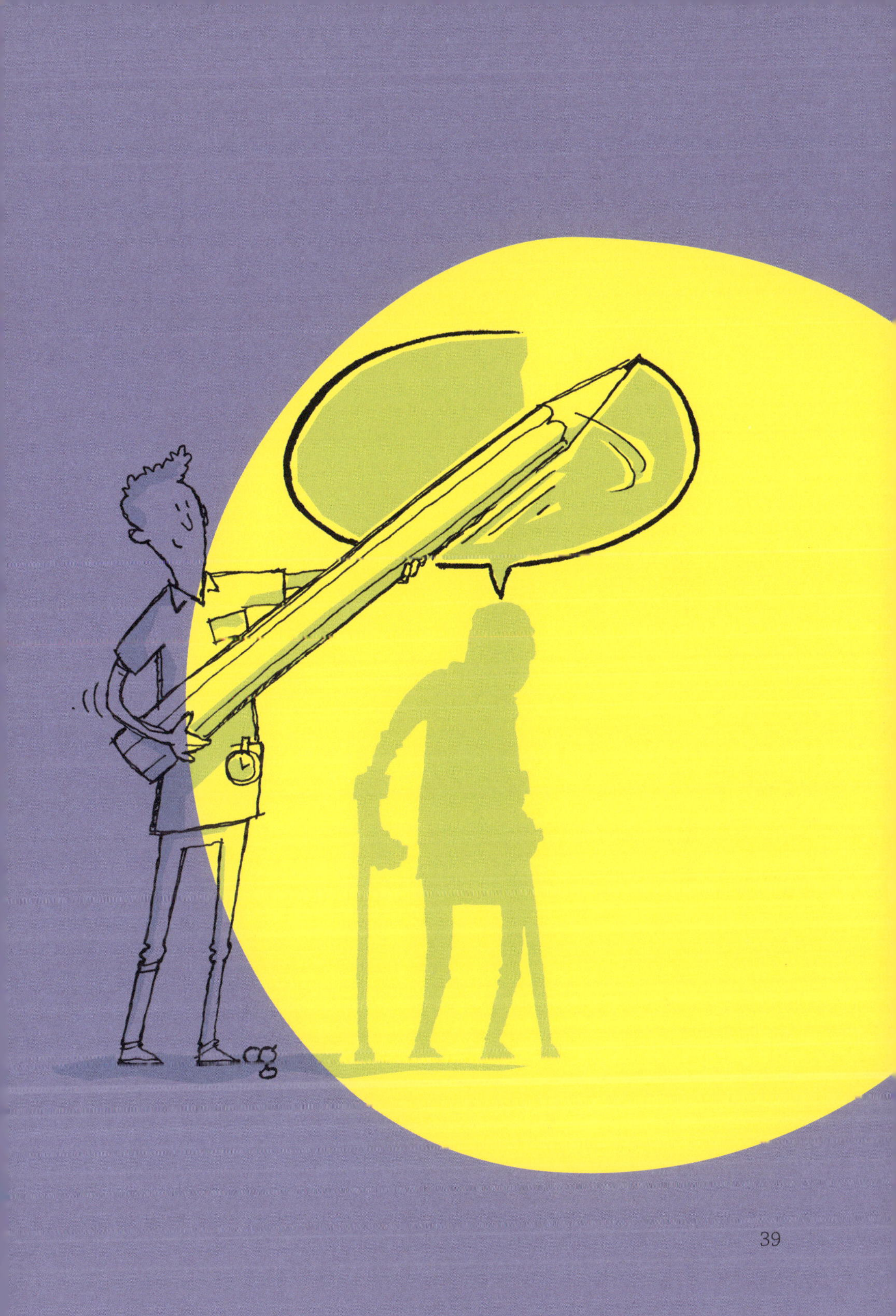

Pflegende beteiligen sich an der Entwicklung forschungsbasierter beruflicher Kenntnisse, die eine evidenzbasierte Berufsausübung unterstützen. Nur Pflege selbst kann für sich selbstständig forschen, alles andere ist Forschung über Pflege. Damit verantworten Pflegende die Entwicklung und Aufrechterhaltung von zentralen professionellen Werten.

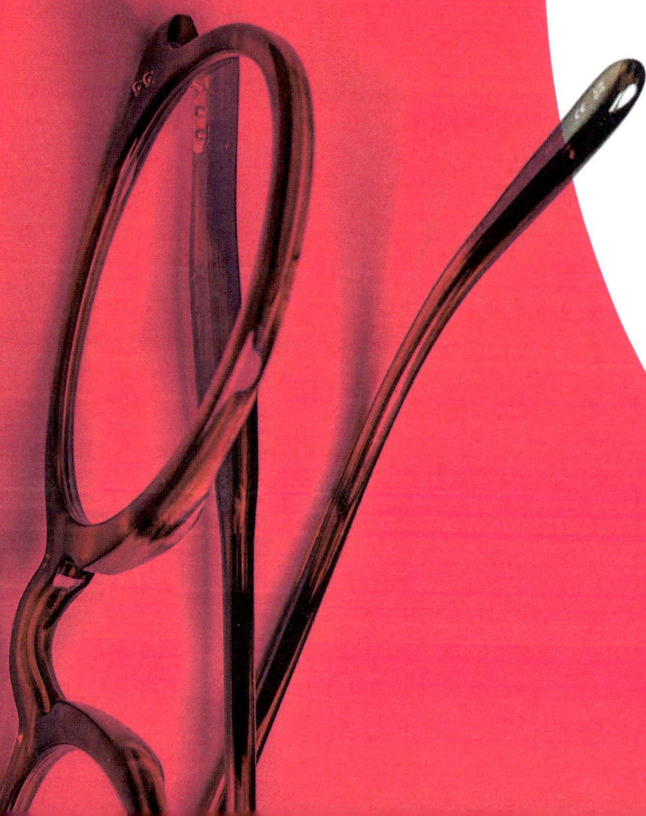

...Pflegewissen selbst generieren

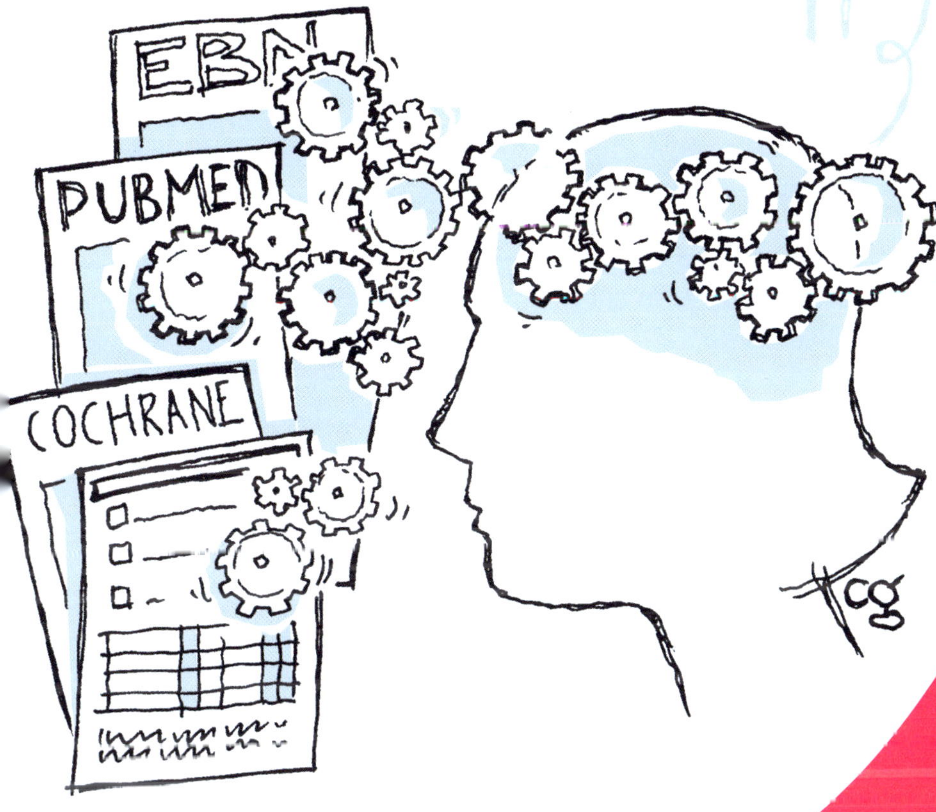

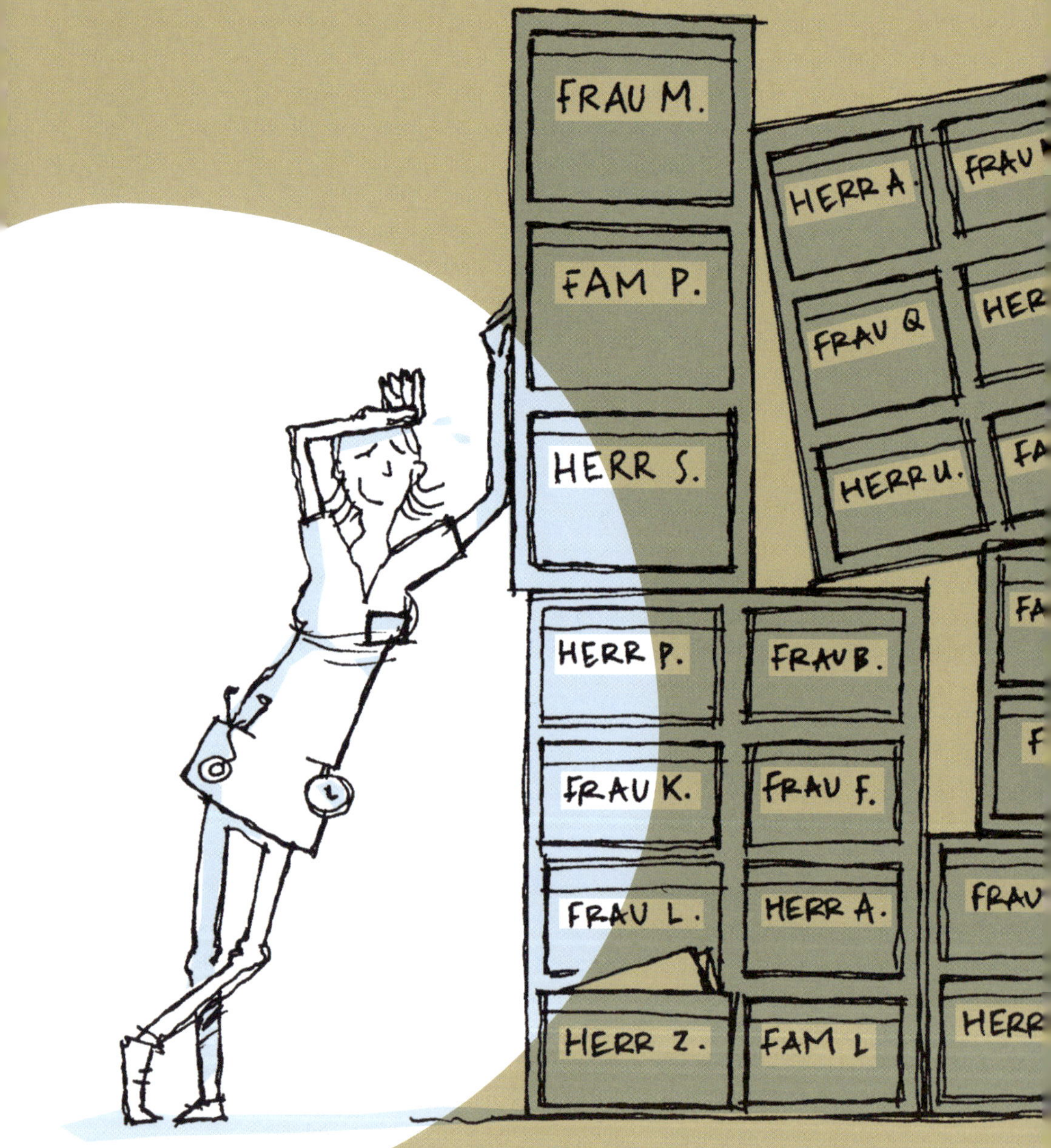
FRAU M.
FAM P.
HERR S.
HERR A.
FRAU Q
HERR U.
HERR P.
FRAU B.
FRAU K.
FRAU F.
FRAU L.
HERR A.
HERR Z.
FAM L

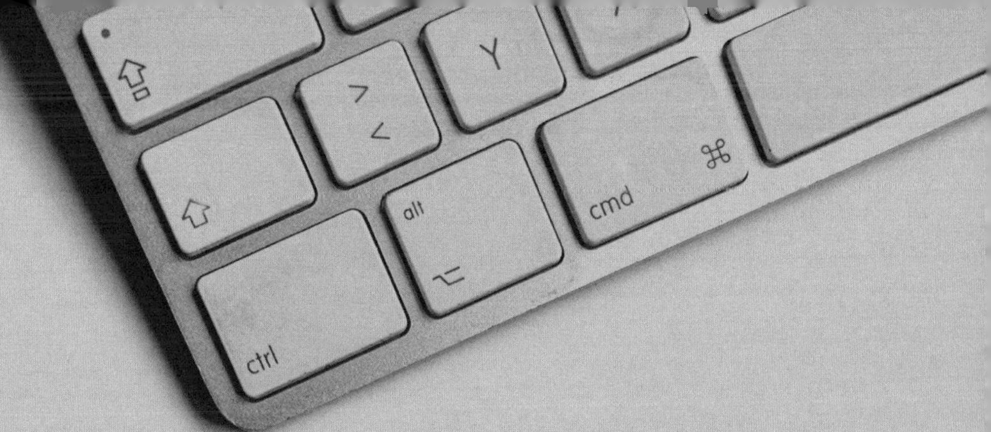

...Spezialistin für individuellen Alltag sein

Der individuelle Alltag von Menschen ist ein primärer Aufgabenbereich der professionellen Pflege. Durch Krankheit und Krisen verliert der Alltag seinen normalen Ablauf. Pflegefachpersonen werden so zu Spezialistinnen für den individuellen Alltag trotz Krankheit.

Dank an Prof. Dr. Angelika Zegelin (Urgestein der Pflegewissenschaft in Deutschland) für diese schöne Definition.

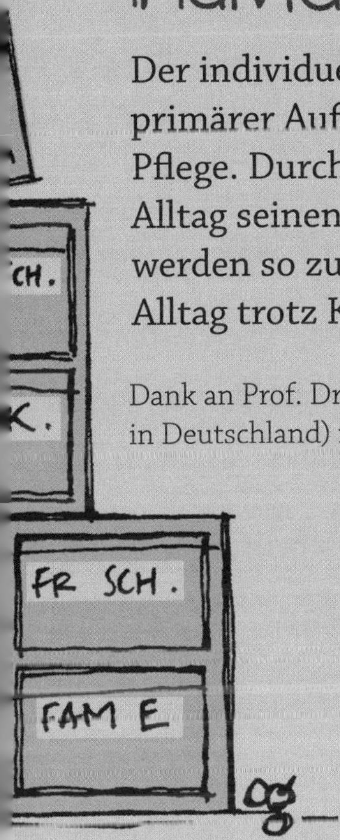

...chinesisch, russisch, kroatisch

Pflege ist weltweit die größte systemrelevante Berufsgruppe im Gesundheitswesen. Mit ihren Werten und ihrer Professionalität vereint sie länderübergreifend alle Pflegenden durch ihr Identifikationsvermögen.

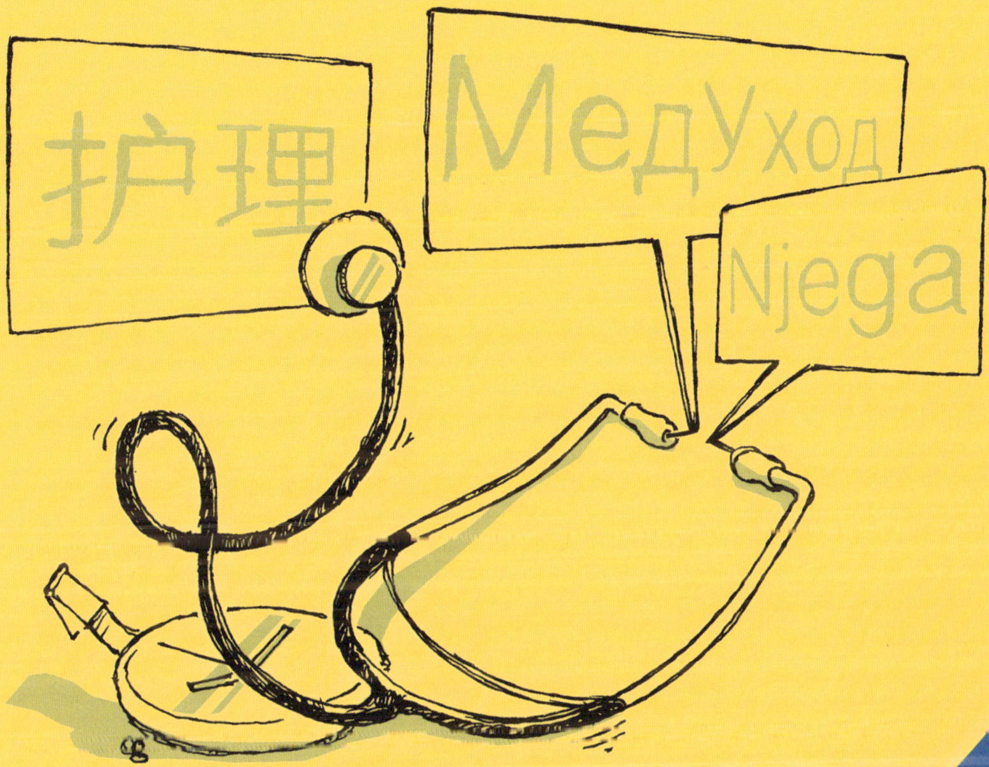
护理
МедУход
Njega

...geplante und gezielte Zuwendung

Professionelle Pflege ist personalisiert, personenzentriert und berücksichtigt die Wertesysteme wie auch die Alltagskultur der Betroffenen umfassend.

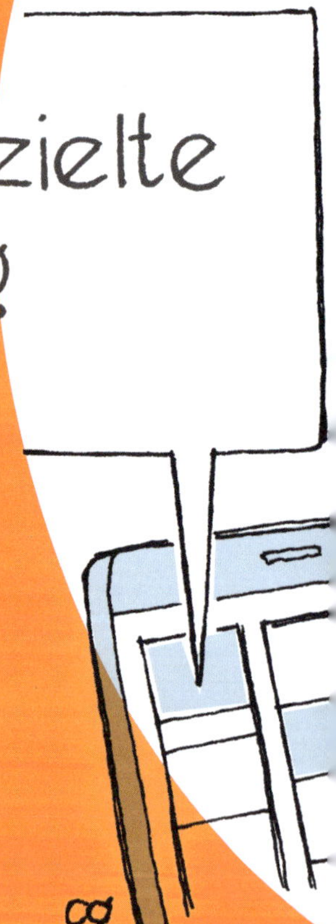

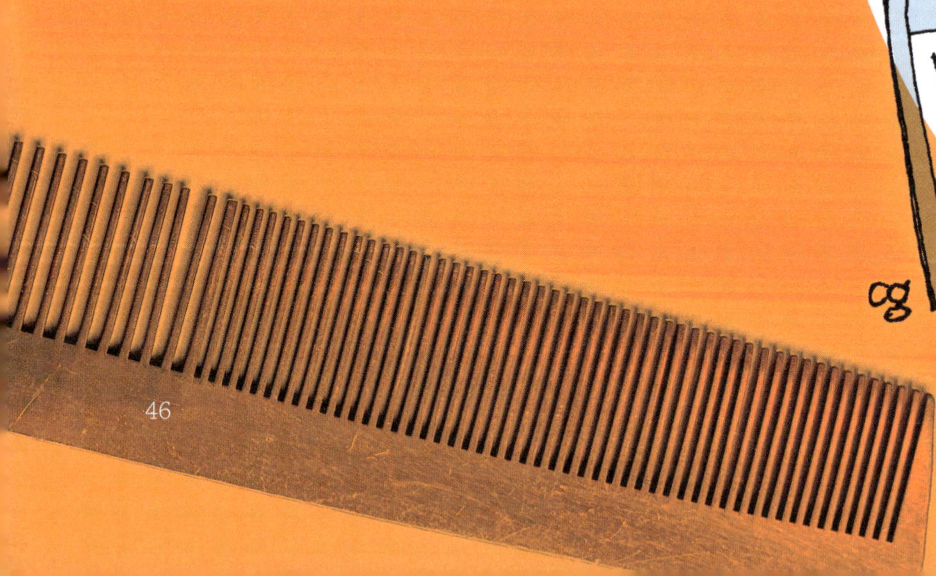

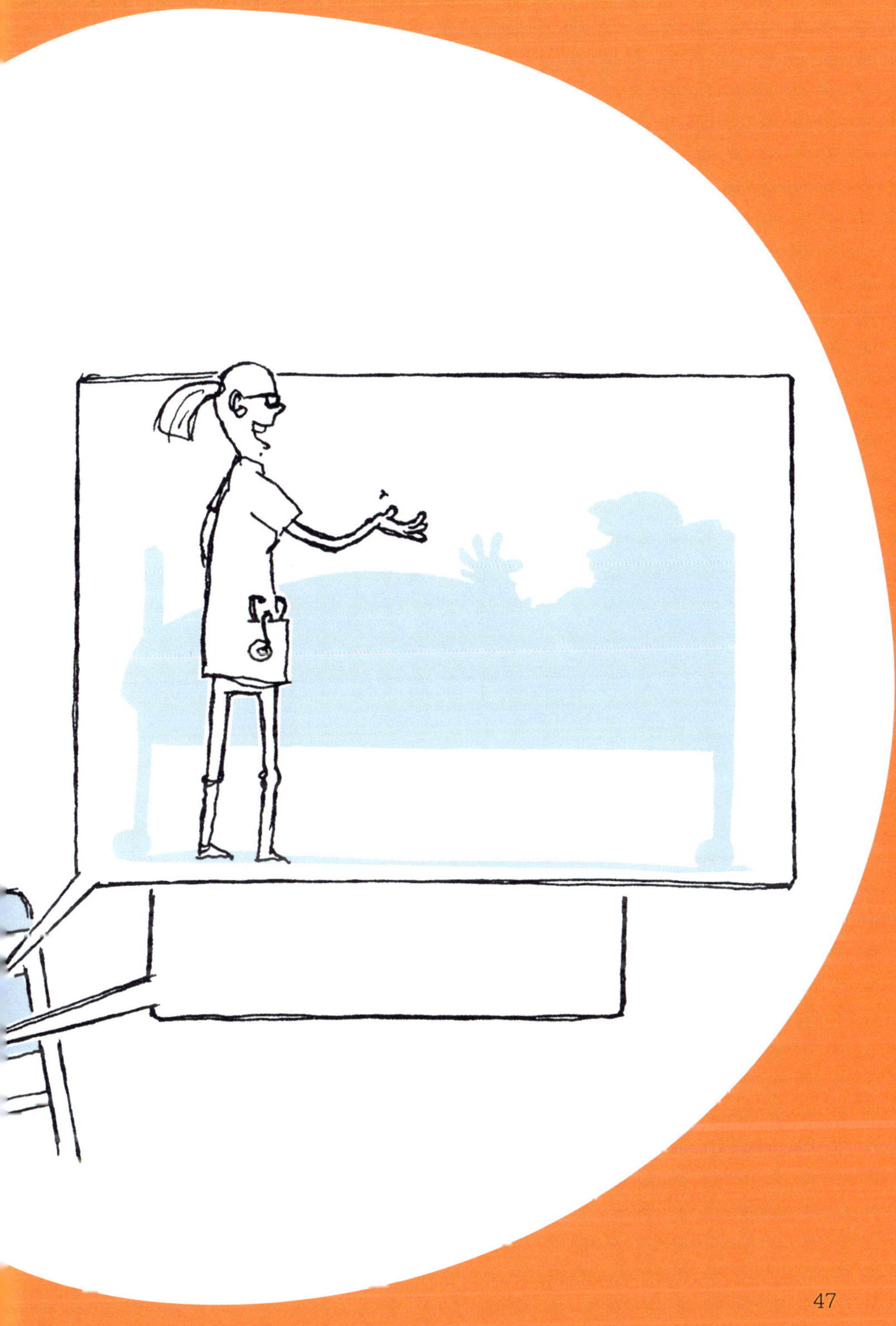

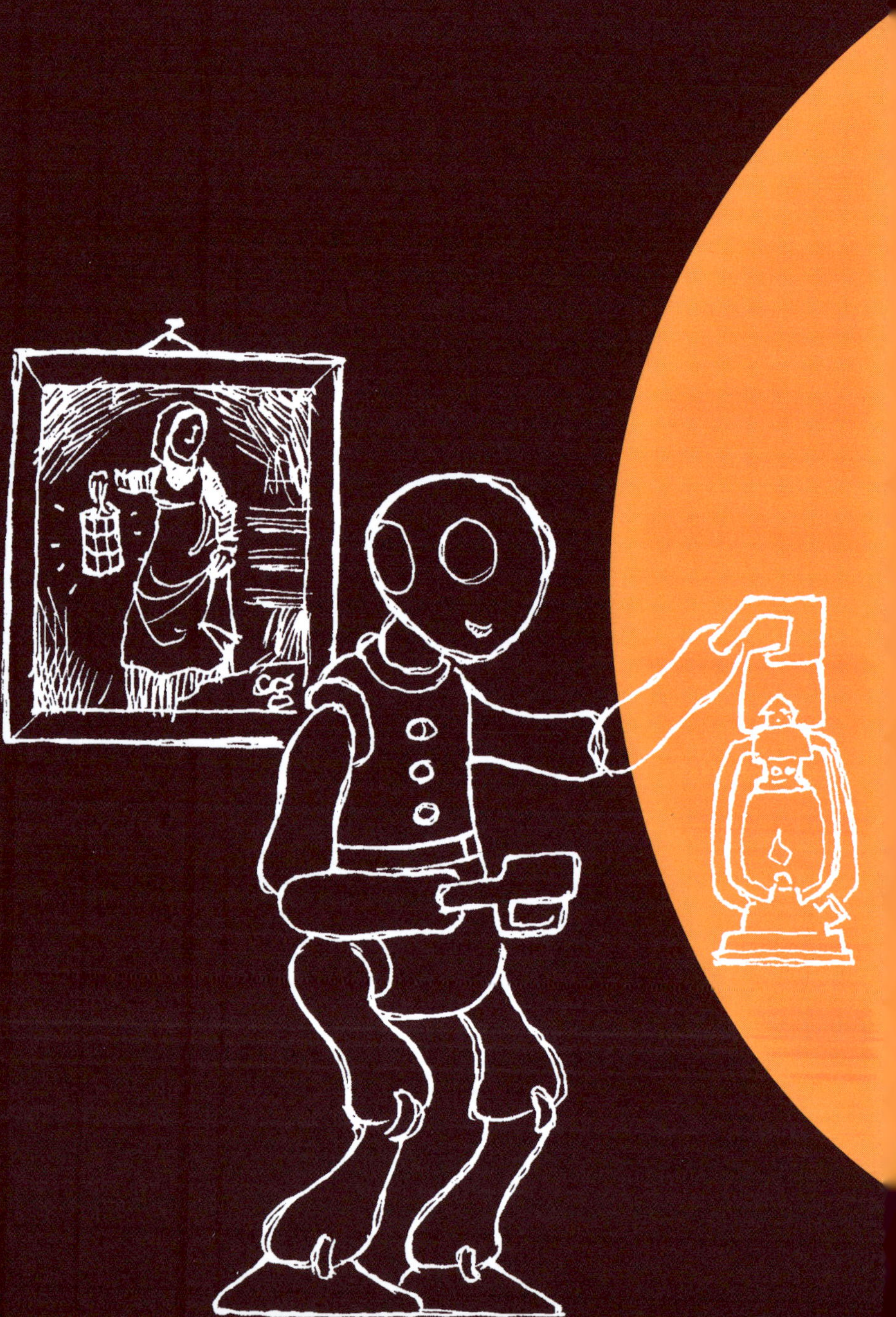

... Tradition und Moderne

Pflege schätzt ihre Vergangenheit, würdigt ihre Traditionen, stellt sich kritisch ihren Ritualen und greift gesellschaftliche Megatrends auf, um professionell die Zukunft zu gestalten.

…mit allen Sinnen aufmerksam sein

Pflegende haben ein situatives Gespür. Je erfahrener und professioneller sie sind, desto intensiver sind ihre «sensorischen Tentakel» ausgereift. Diese stellen ein unverzichtbares Instrumentarium dar, um mit allen Sinnen aufmerksam zu sein.

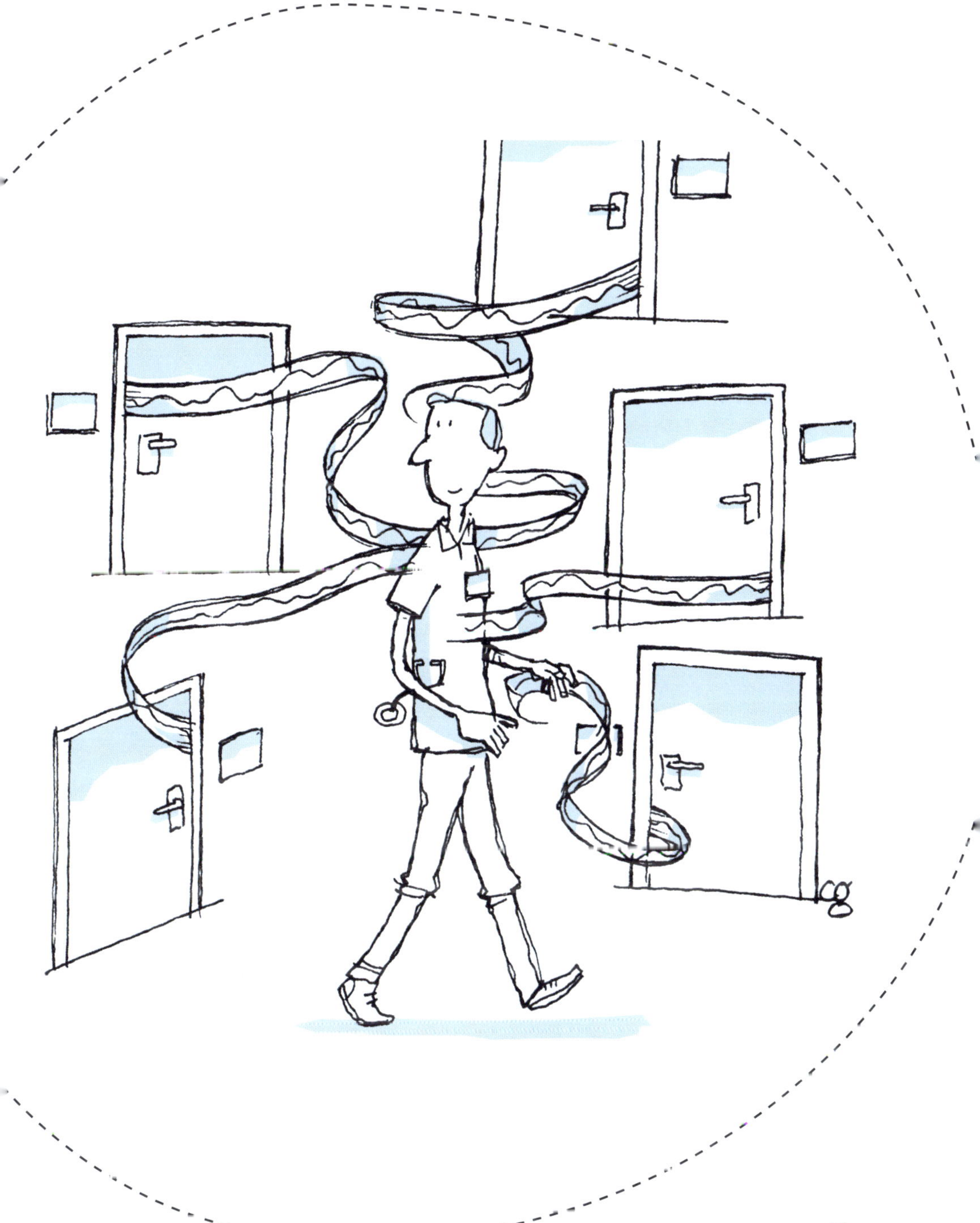

…mit kleinen Dingen Großes bewirken

Häufig sind es kleine Gesten, wenige Worte, eine gezielte Berührung, die stillschweigende Übereinkunft oder ein aufmerksamer Blick, denen ein gewaltiges Förderungs- und Gesundheitspotenzial innewohnt.

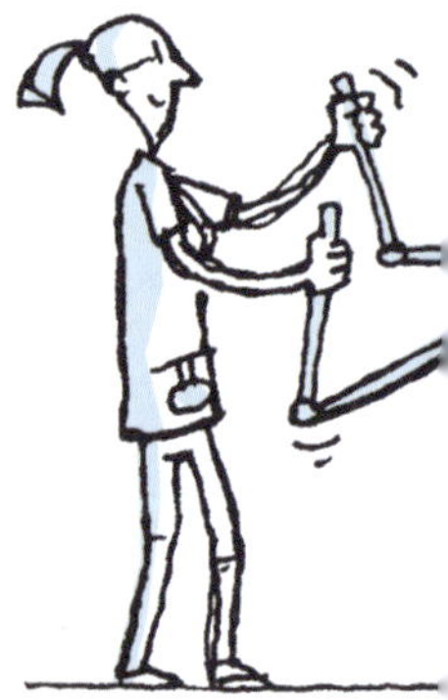

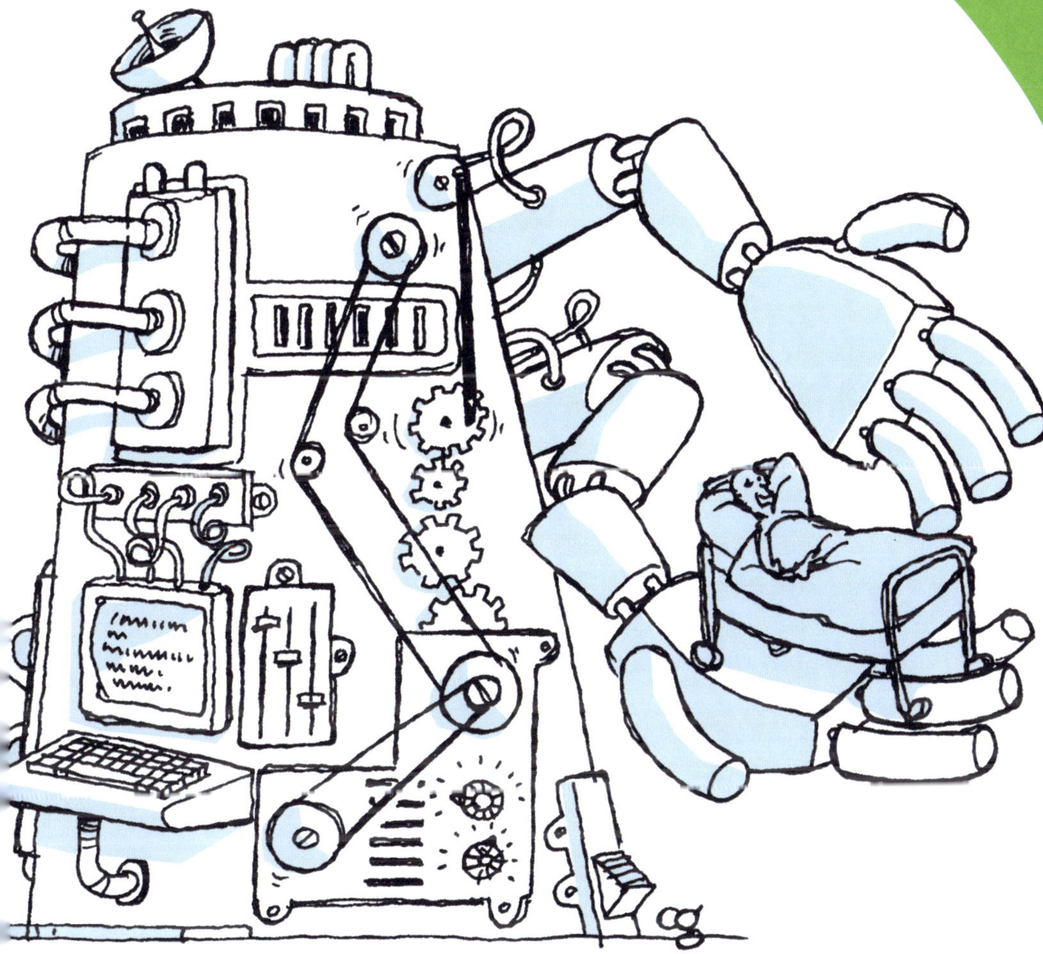

... schweigen können

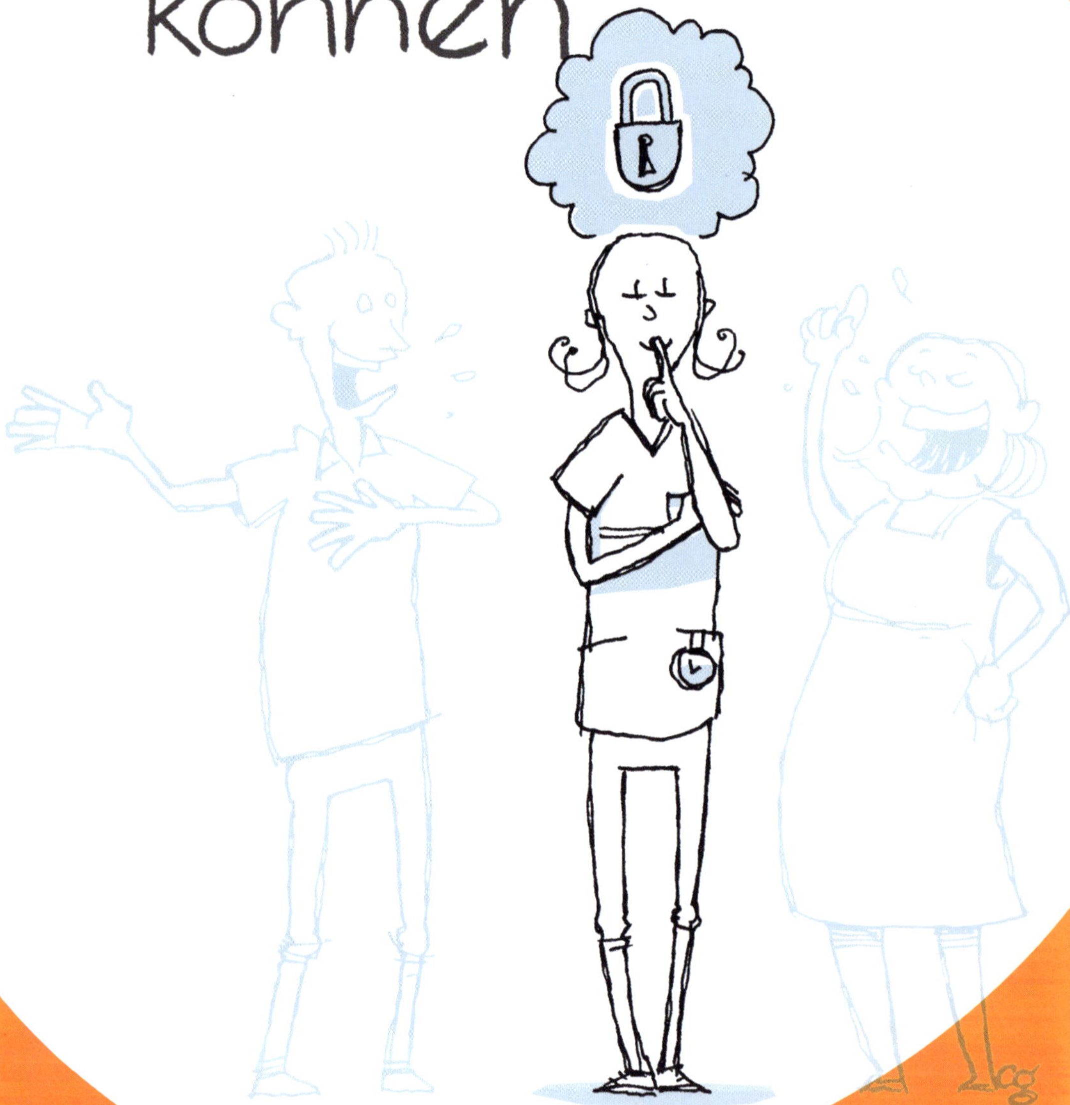

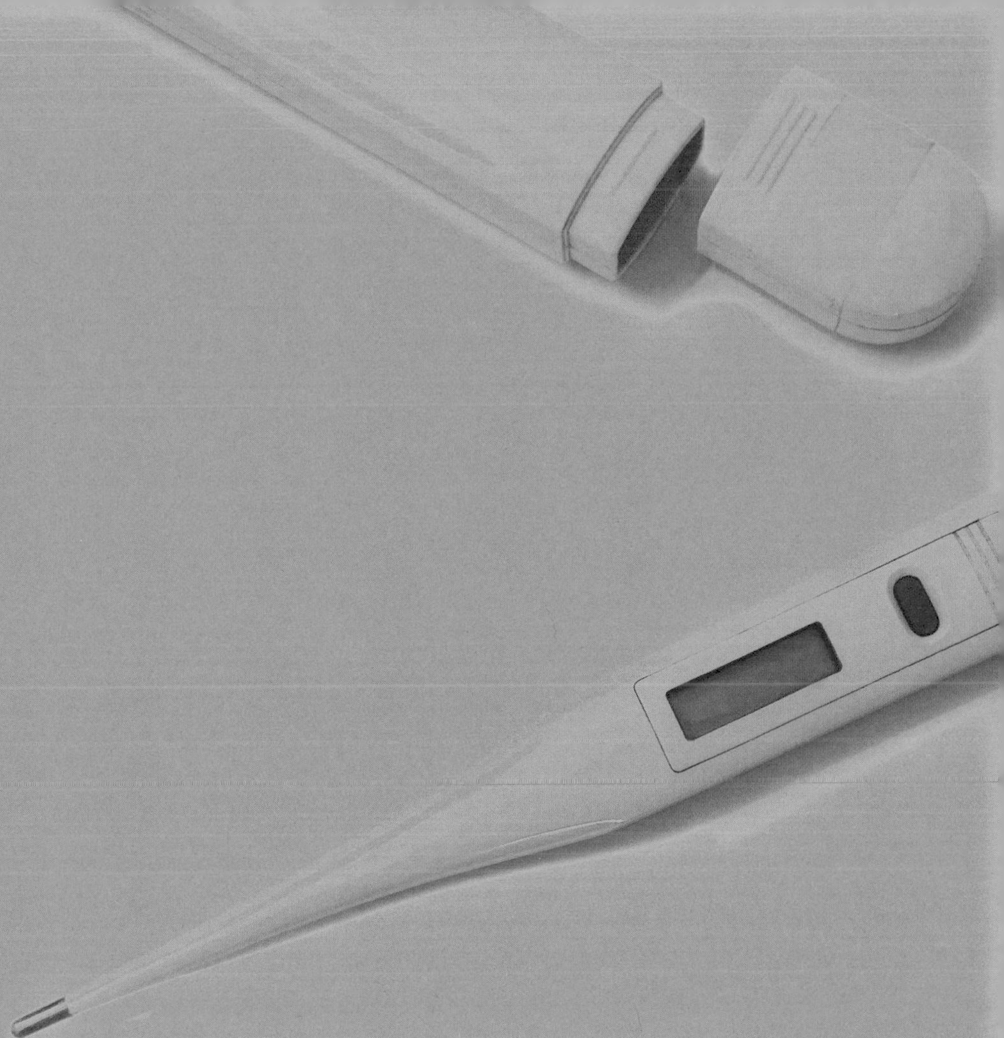

Pflegende zeigen professionelle Werte wie Respekt, Aufmerksamkeit, Vertrauenswürdigkeit und Integrität. Sie behandeln persönliche Informationen vertraulich und gehen verantwortungsvoll mit Informationen um.

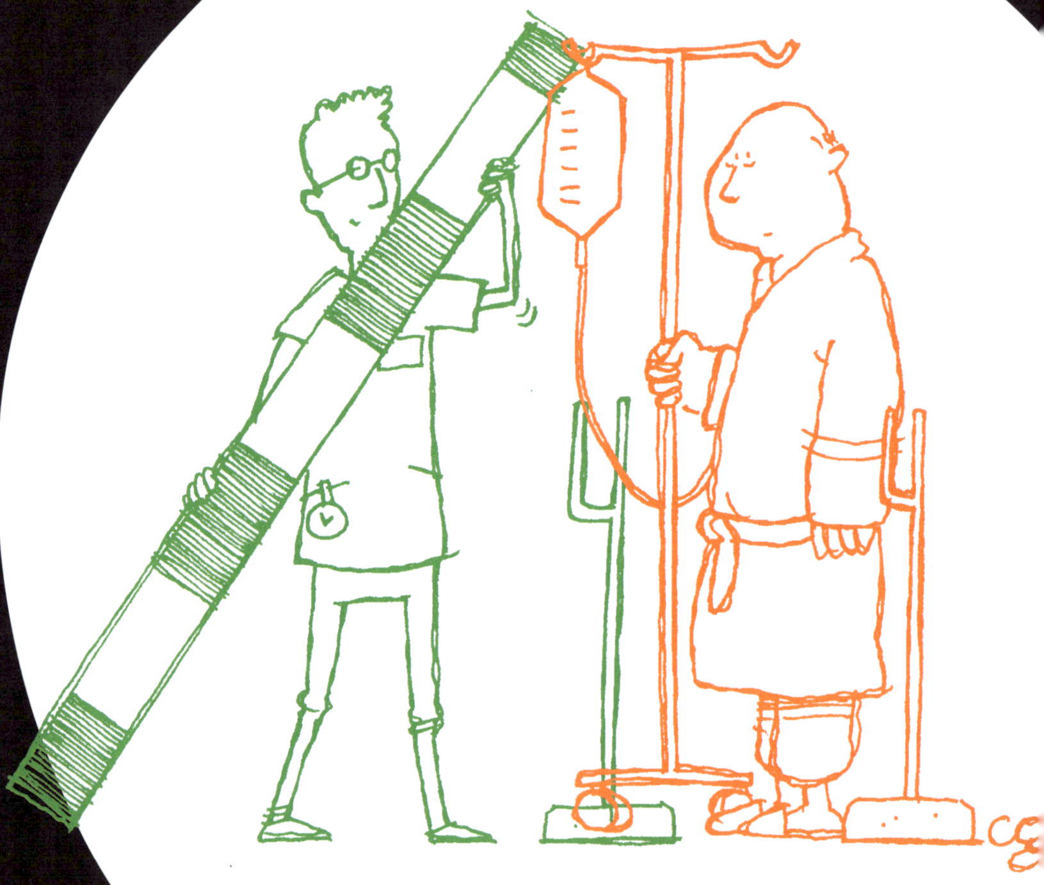

...mutig sein und Nähe zulassen

Pflegende kommen Menschen sehr nahe. Nähe und Vertrautheit bewusst oder unbeabsichtigt zuzulassen, auszuhalten und in den Betreuungs- und Pflegealltag zu integrieren, ist Kennzeichen von Mut und Professionalität.

Pflege ist eine Bezugsgemeinschaft, die Identität stiftet und Zugehörigkeit schafft. Pflegende sorgen sich um ihre Kolleginnen und Kollegen. Pflege ist tatkräftig und energiegeladen. Kollegiale Koalitionen und Geschlossenheit sind Ausdruck ihrer leidenschaftlichen Identität.

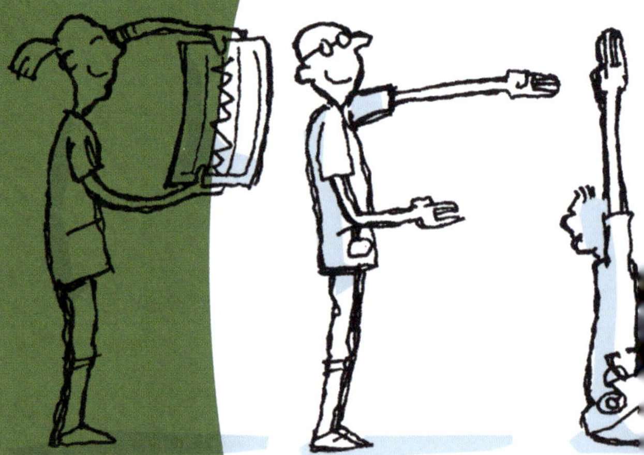

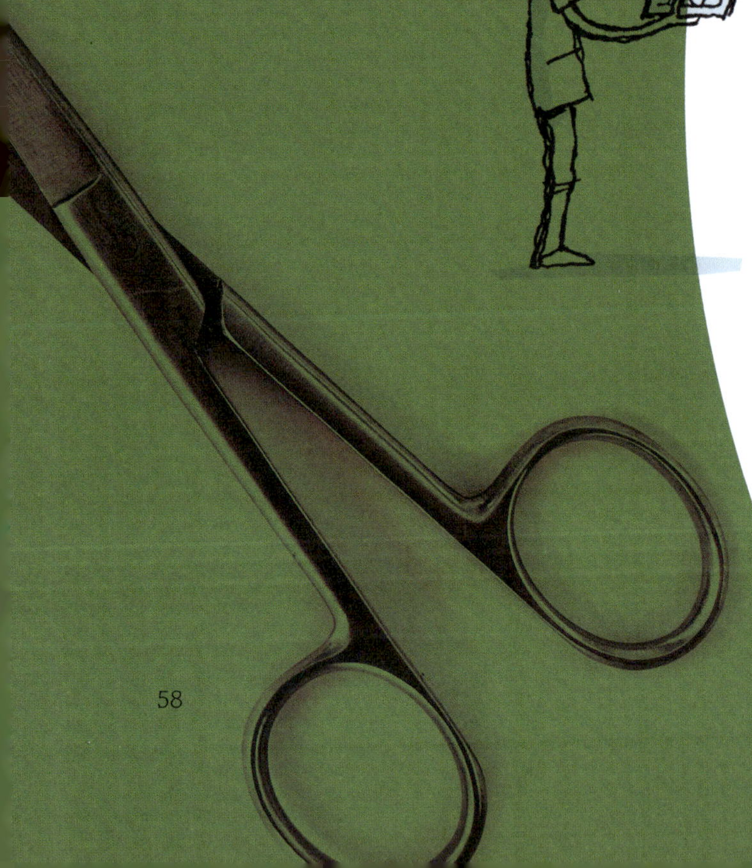

...leidenschaftliche Identität

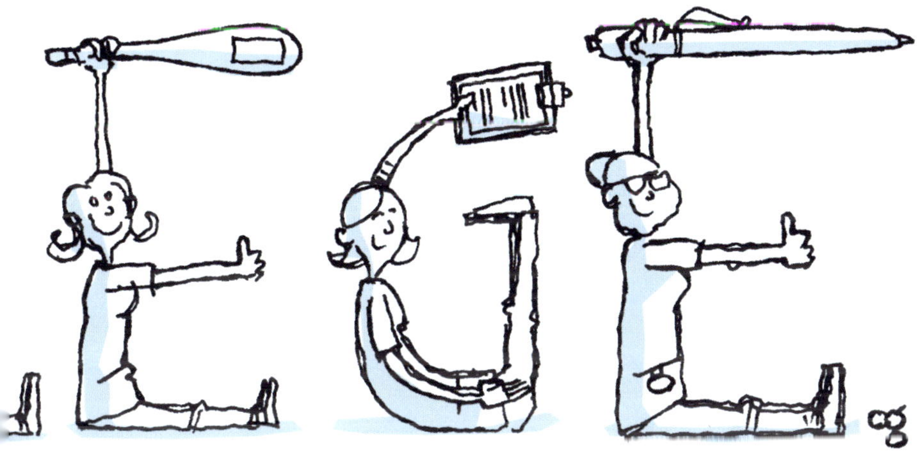

... vielseitig studieren & Karriere machen

Pflegende sind verantwortlich und rechenschaftspflichtig für die Wahrung ihrer fachlichen Kompetenz durch kontinuierliche Fortbildung und die Anwendung neuer wissenschaftlicher Erkenntnisse.

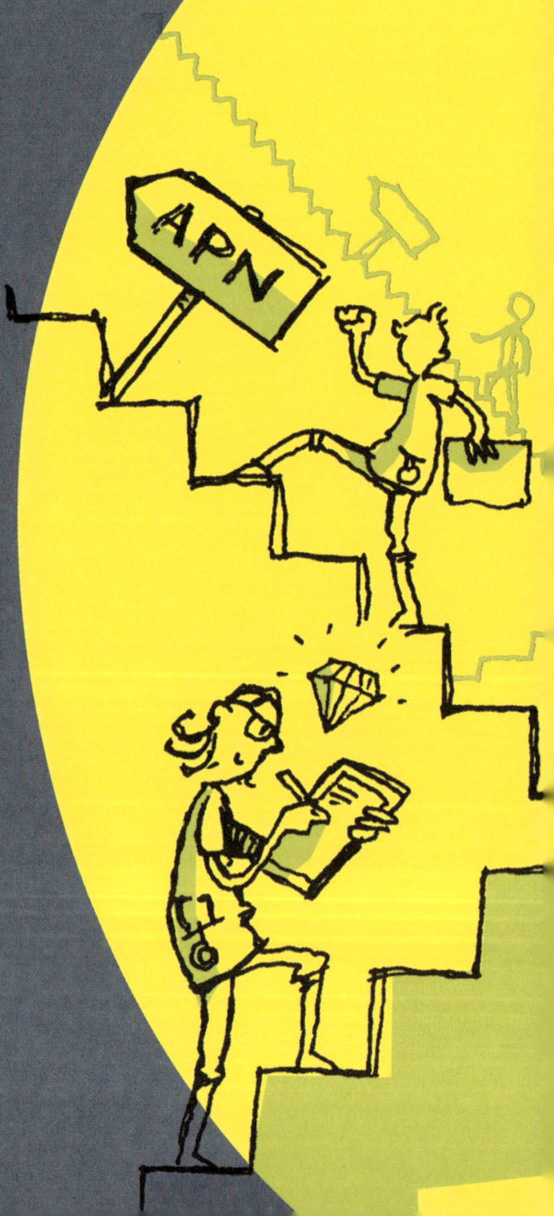

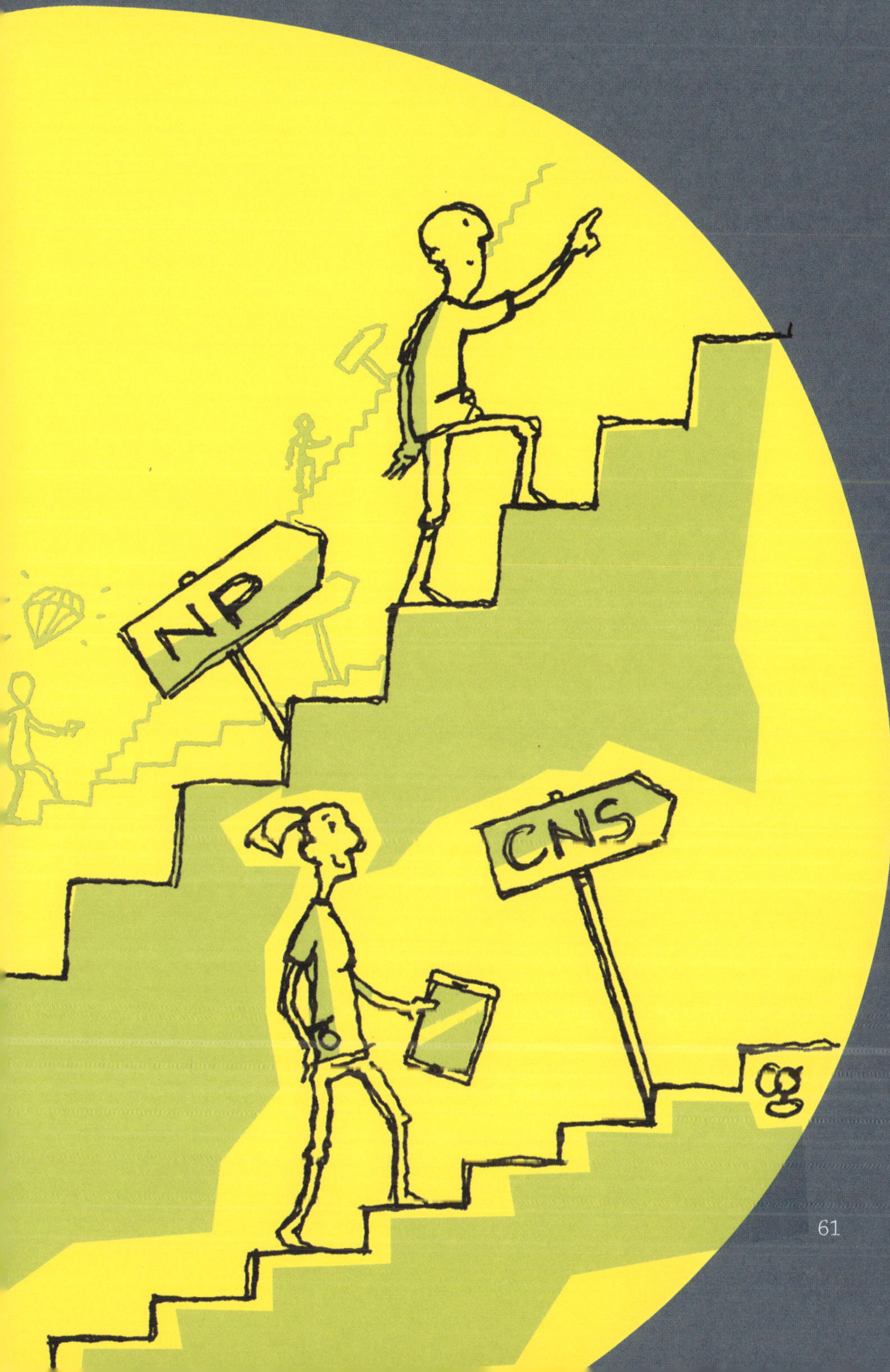
NP
CNS

... diskret in Grenzenlosigkeit

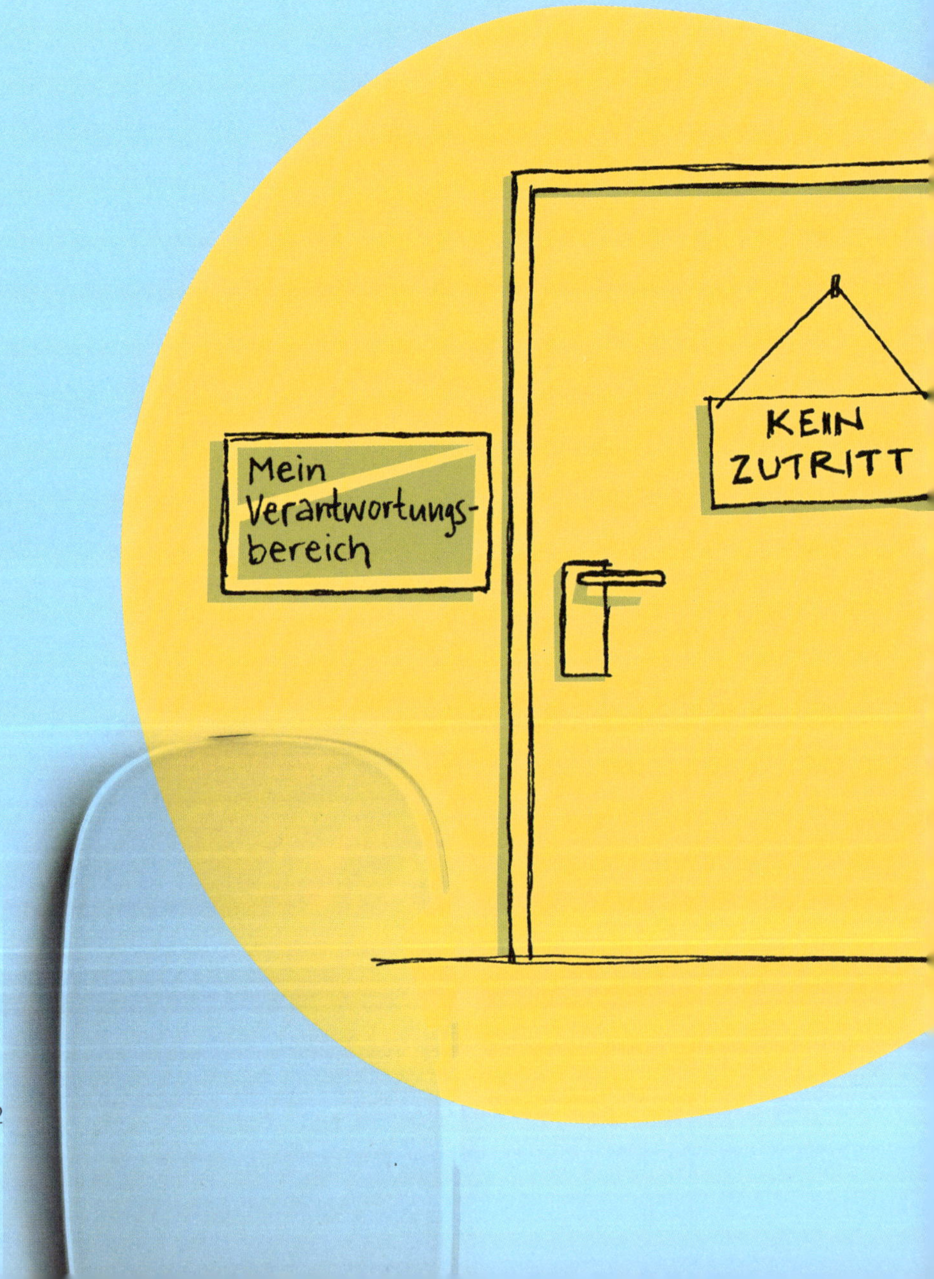

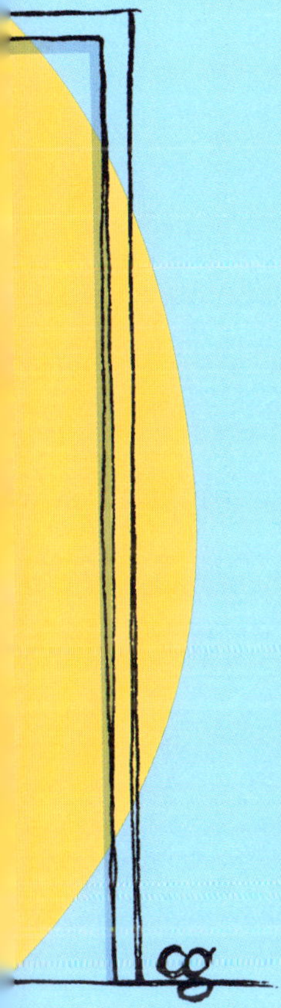

Verantwortung für Menschen
zu übernehmen kann zu
Grenzenlosigkeit und
im schlimmsten Fall zu
Übergriffen führen. Fürsorge
für den anderen bedeutet,
ihn in seiner eigenen Welt
souveran bleiben zu lassen.

Humor …

Humor hilft, schwierige Situationen zu bewältigen und mit herausfordernden Menschen umzugehen. Sie fördert den Zusammenhalt und ist eine starke Intervention. Sie verringert Ängste, Depressionen sowie Scham und zeigt dauerhaft Wirkung.

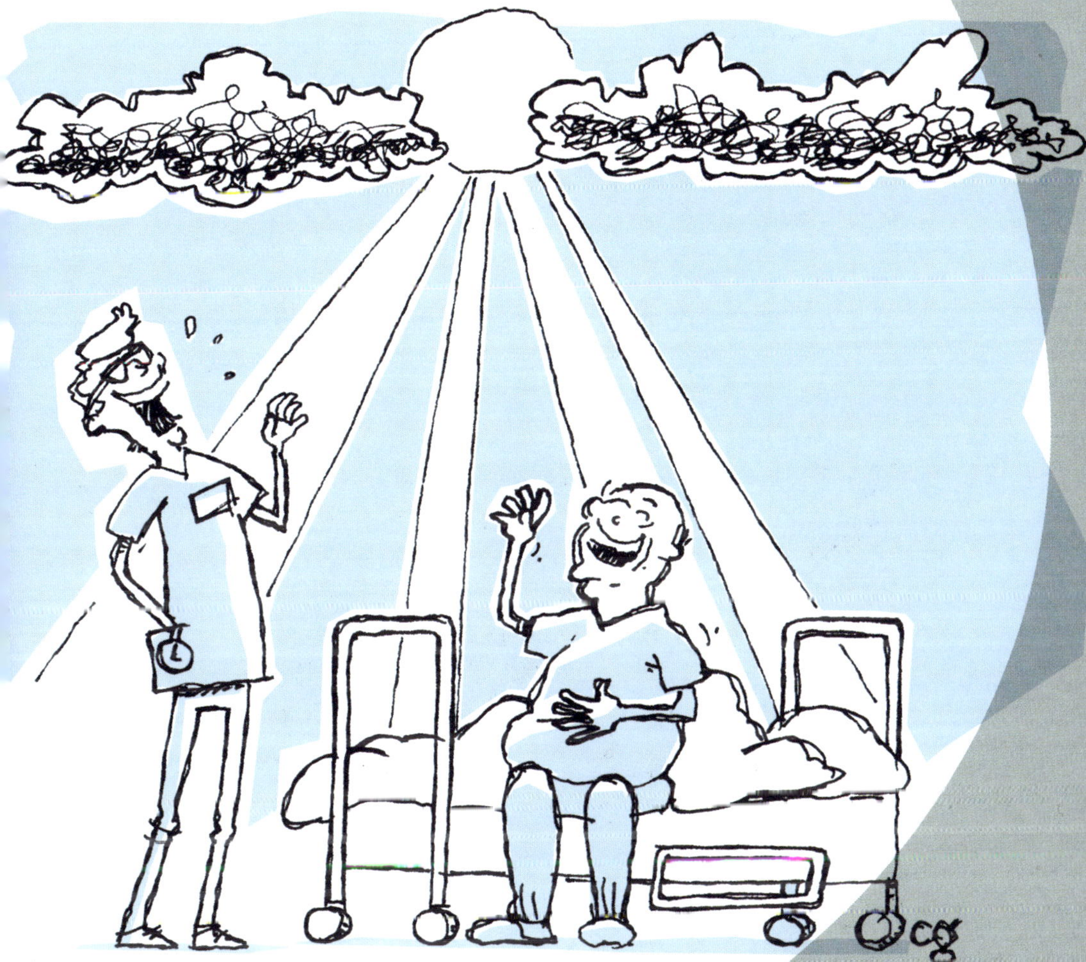

... feiern können

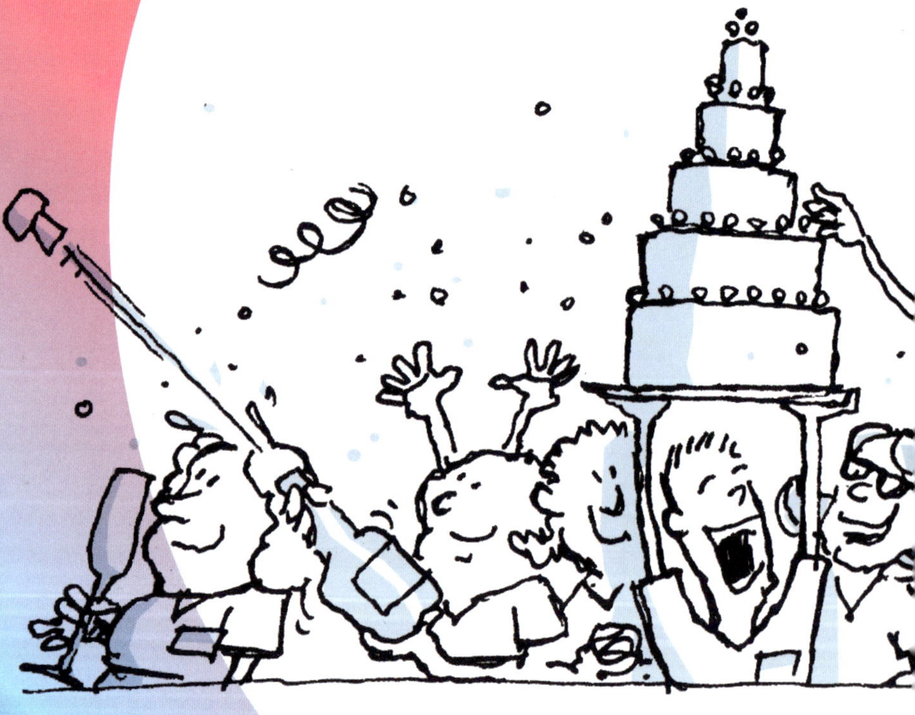

Neben allem anderen kann Pflege auch feiern. Wir zelebrieren das Leben, die Disziplin, unseren Gestaltungswillen und die weltumspannende Power als größte Berufsgruppe im Gesundheitswesen. Ein Hoch auf die Pflege!

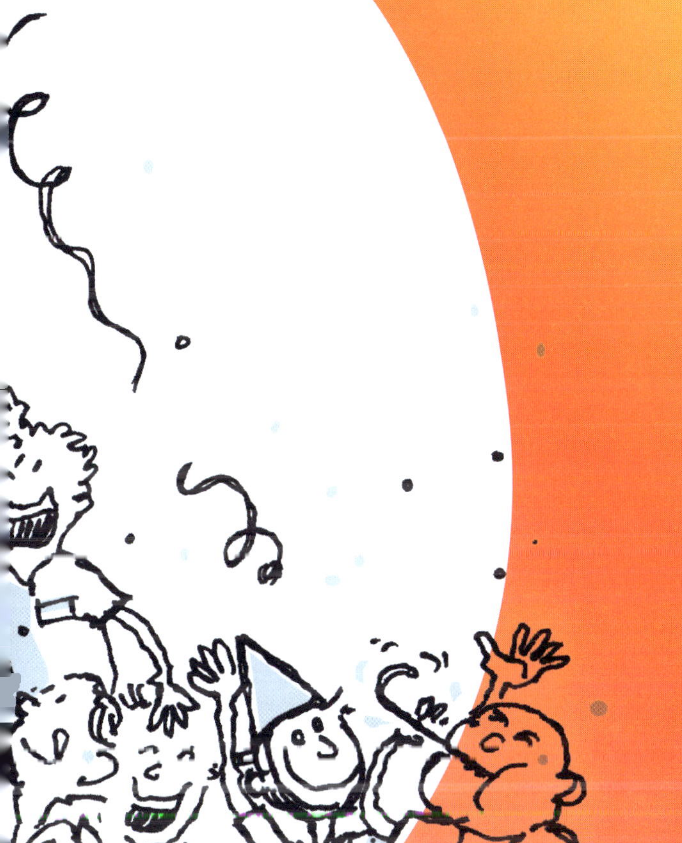

...übersetzen

Pflege hilft, pflegerischen und medizinischen Jargon zu übersetzen und zu interpretieren. Insbesondere in hoch belastenden Situationen wirkt das Nichtverstehen von Fachsprache auf Patienten und Angehörige krisenverstärkend.

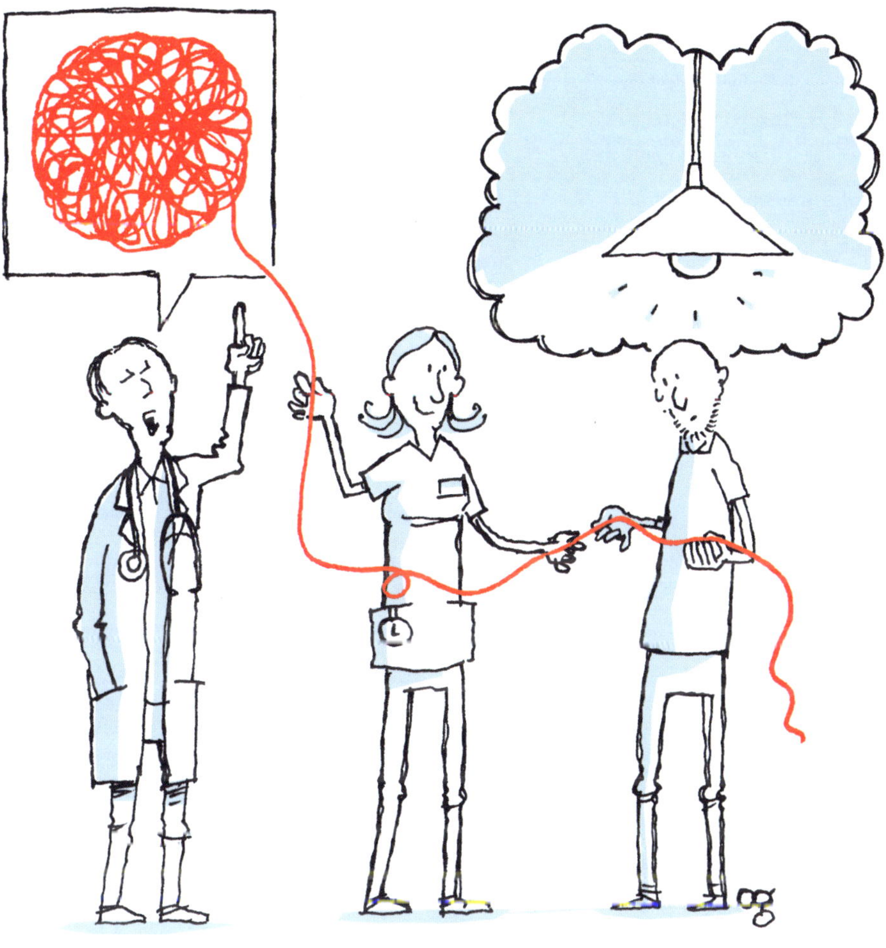

...Forschung sowie Evidence Based

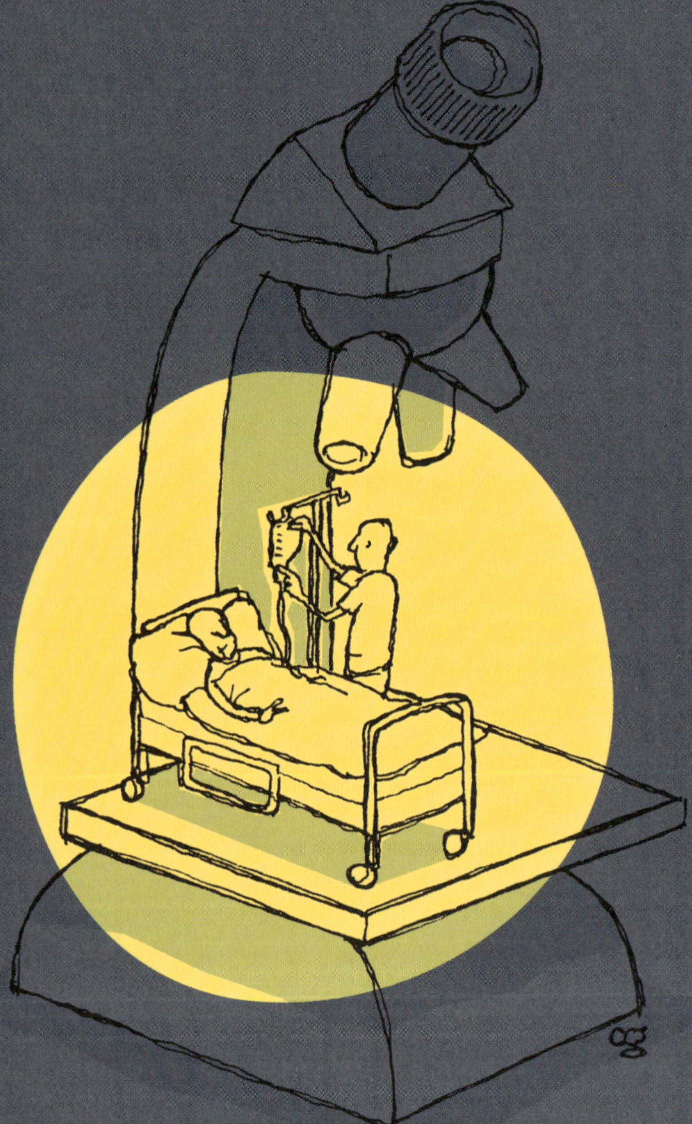

Die professionelle und wissenschaftsbasierte Pflege wird im Berufsalltag leider häufig unterdrückt und ihren Leistungen kaum Beachtung geschenkt. Evidenzbasiertes Wissen fördert das Selbstbewusstsein der Profession.

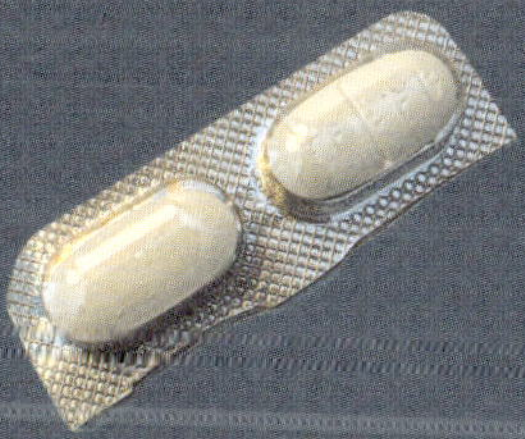

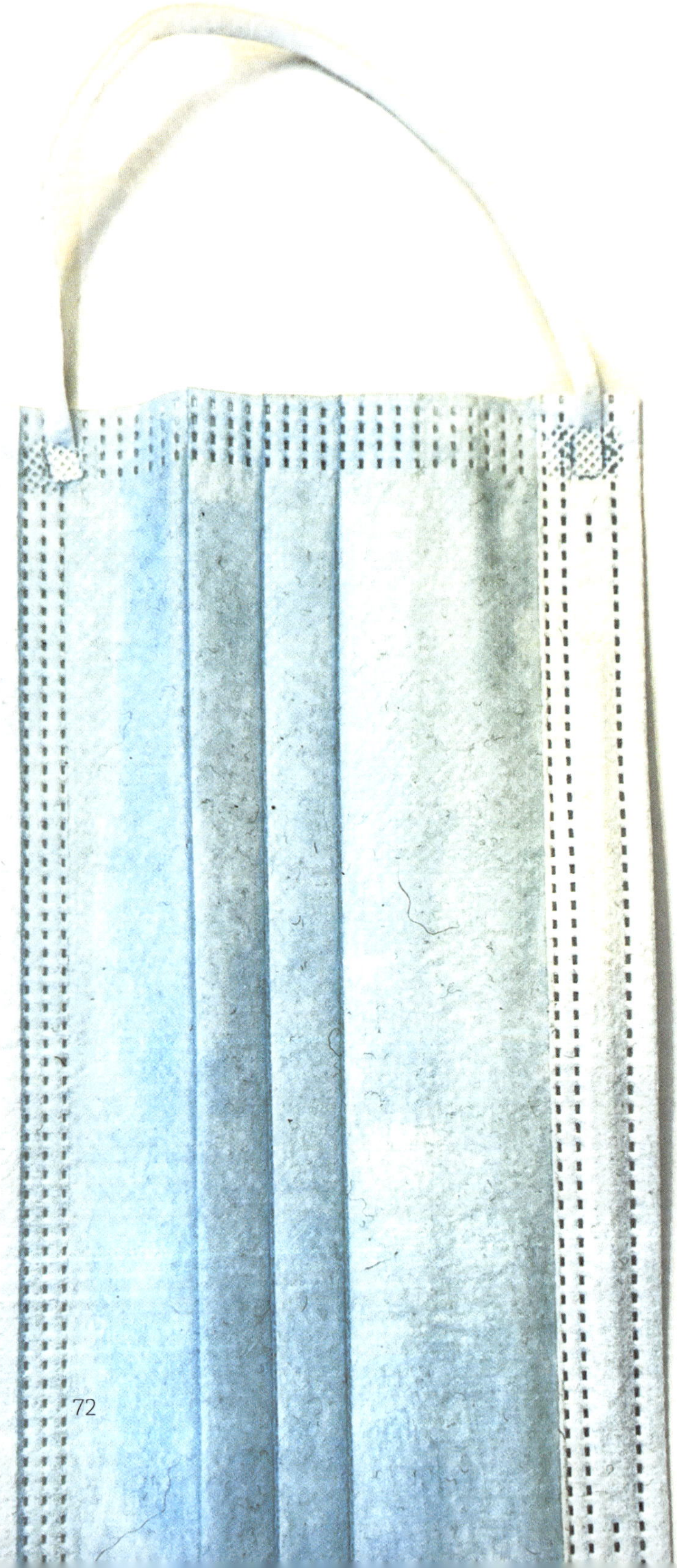

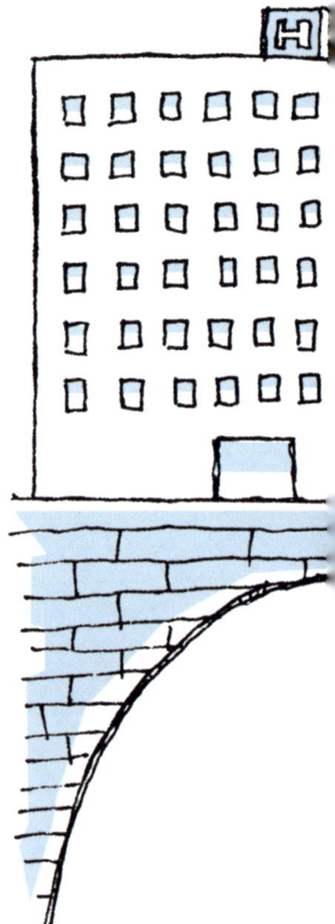
H

... Gesundheitsversorgung sichern

Pflege leistet einen zentralen Beitrag zu transformativen Veränderungen im Gesundheitswesen, indem sie interdisziplinär, teambezogen und patientenzentriert ein hochwertiges Versorgungskontinuum verantwortet.

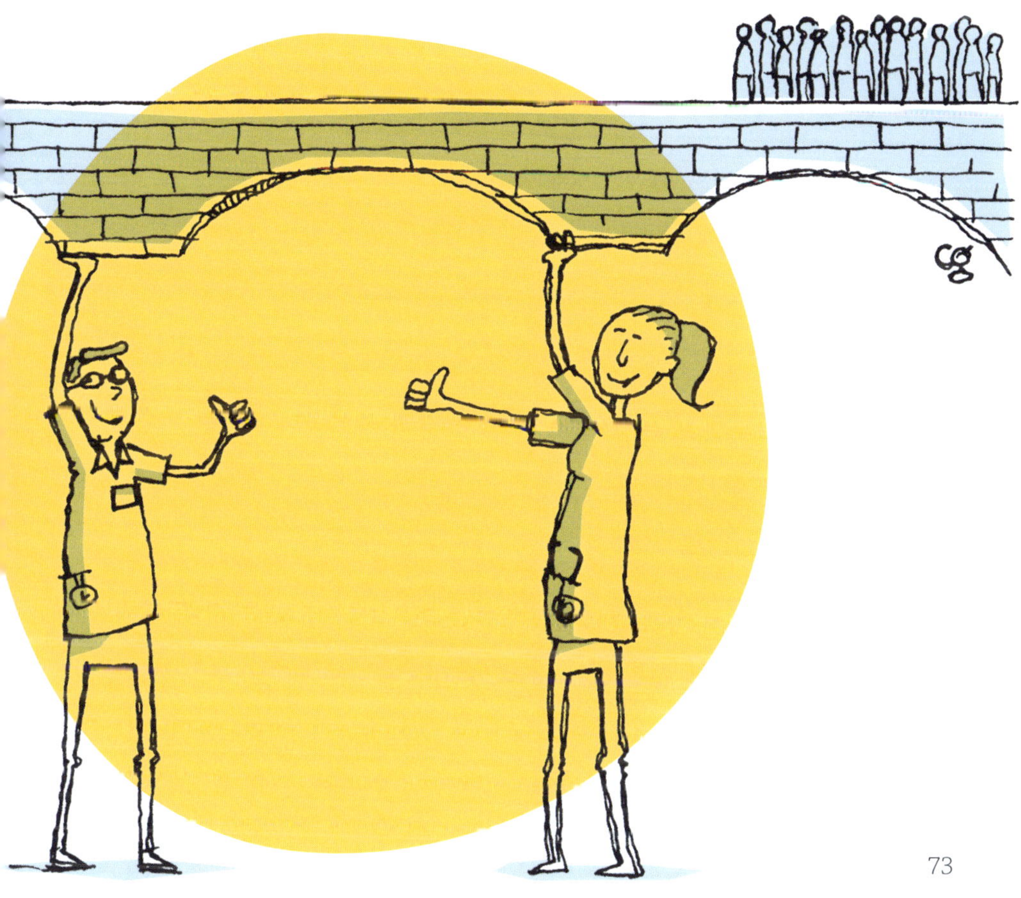

…interdisziplinär

Pflege ist interdisziplinär –
ein zwischenmenschlicher
Prozess, bei dem mehrere
Berufsgruppen gemeinsam
Ziele, Entscheidungsfindung,
Verantwortung und Macht in
einer Atmosphäre des Vertrauens
und des Respekts teilen, um
Probleme von Patienten zu lösen.

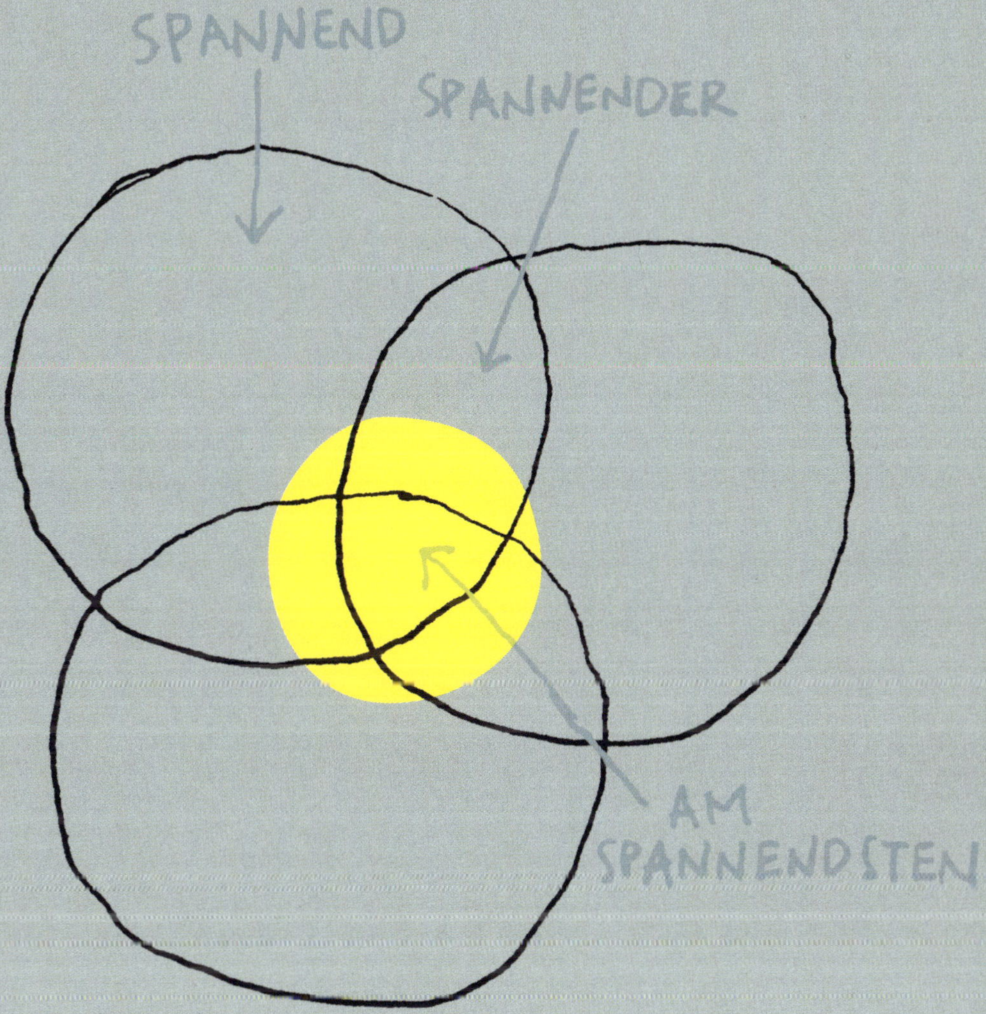
SPANNEND
SPANNENDER
AM SPANNENDSTEN

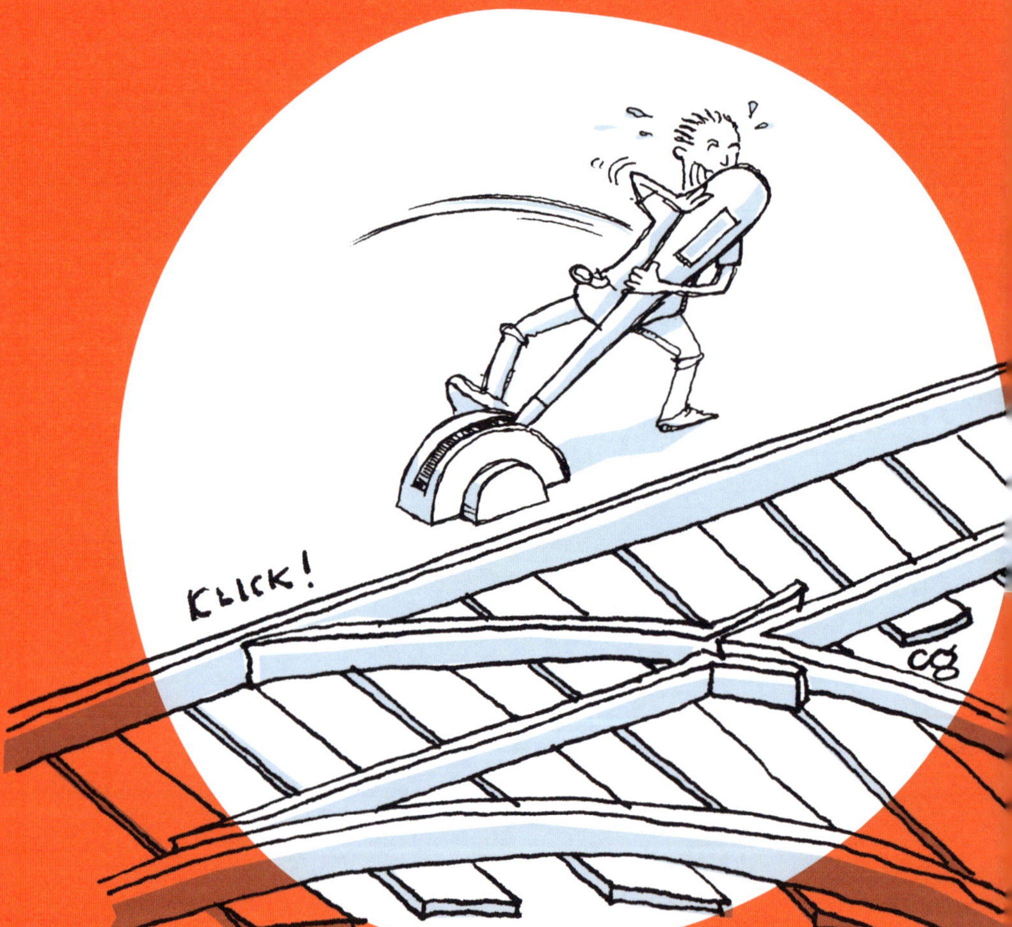
KLICK!

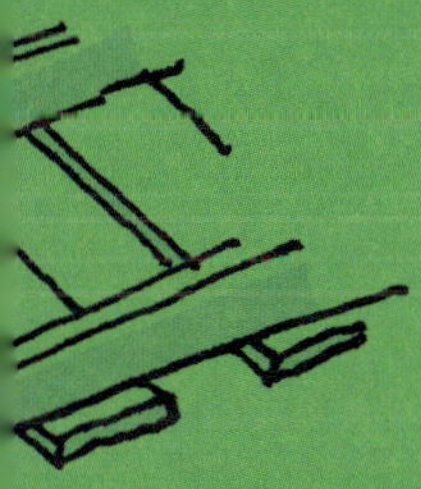

Krisen stellen gewohnte Werte und Zielvorstellungen infrage, fordern Entscheidungen und Neuanpassungen ein, erzeugen Gefühle der Hilflosigkeit, führen zu Verhaltensänderungen. Hier hilft Pflege dabei, Chancen auf Neuorientierung zu ergreifen.

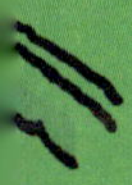

...Notfälle und Krisen verhindern

…reifen, entwickeln und lernen

Pflegende benötigen langjährige Erfahrungen, um einen personenzentrierten Blick sowie hochwirksame Pflegefähigkeiten zu entwickeln. Im Erwerb ihrer klinischen Fähigkeiten benötigen sie umfassende Unterstützung.

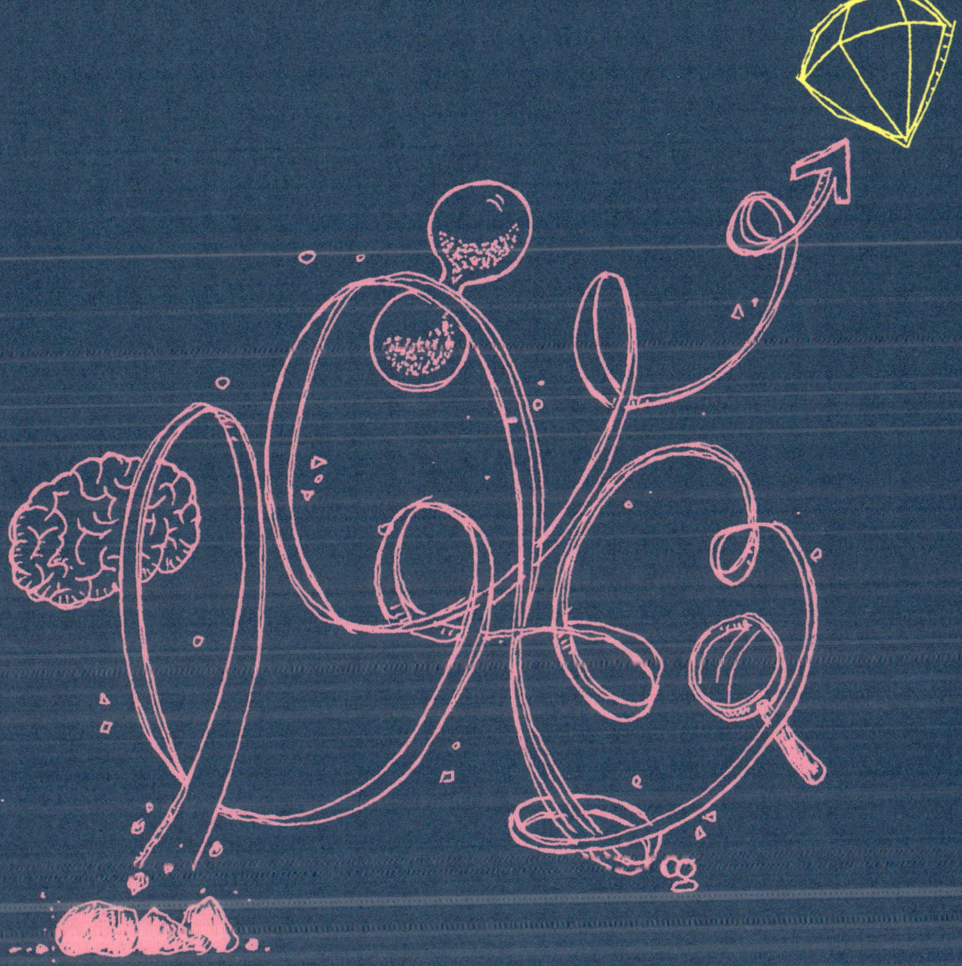

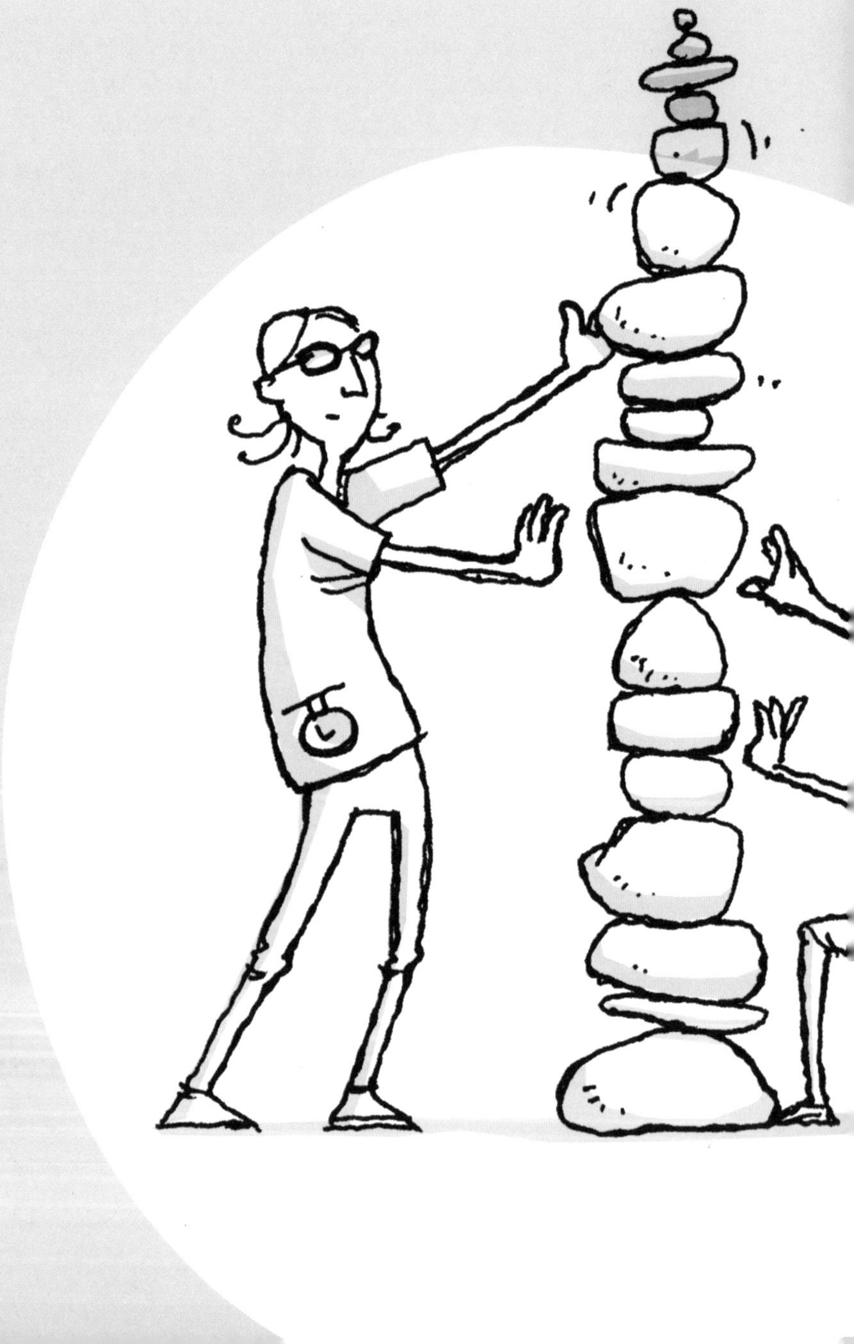

...Dekompensationen verhindern

Dekompensationen von Patientinnen in stressreichen Situationen oder akuter Krankheit zu verhindern, ist zentrale Aufgabe der Pflege. Pflegende antizipieren das Erscheinungsbild der Betroffenen und nehmen unterschiedliche Signale der Veränderungen über die Zeit wahr.

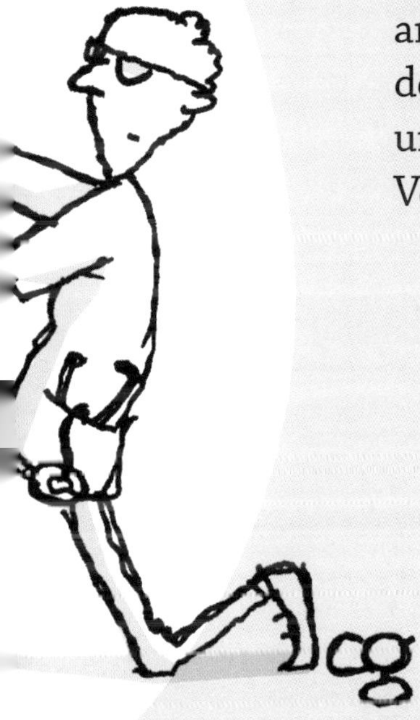

… sich für Uninteressantes interessieren

Kommunikation wird durch die Aufmerksamkeit beeinflusst, die Pflegende einer Botschaft beimessen. Ein Wir-Gefühl entsteht durch das Ringen um Kooperation, Respekt und Distanz – auch bei negativem Erleben.

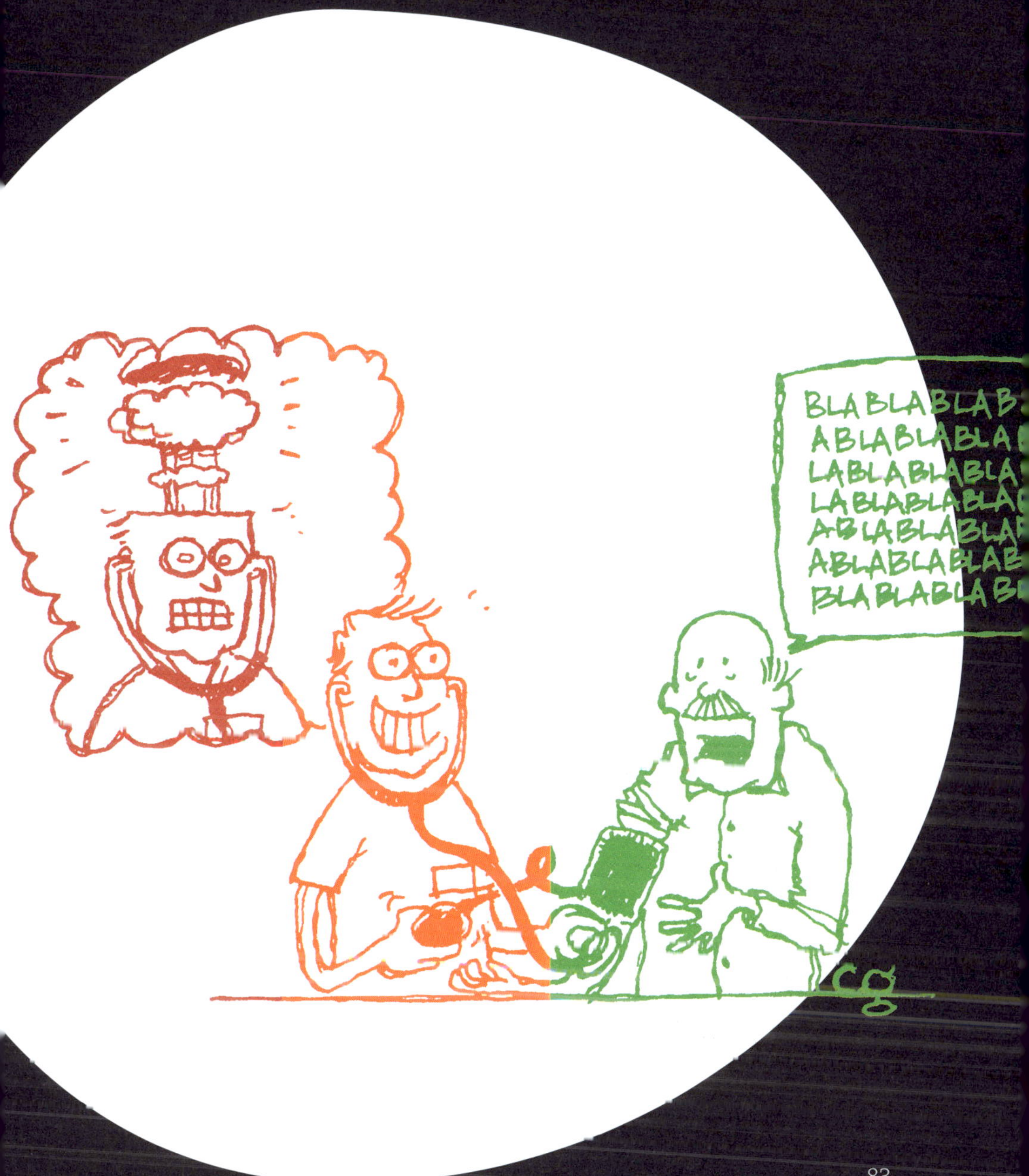
BLA BLA BLA
ABLABLABLA
LABLABLABLA
LABLABLABLA
ABLABLABLA
ABLABLABLA
BLABLABLA

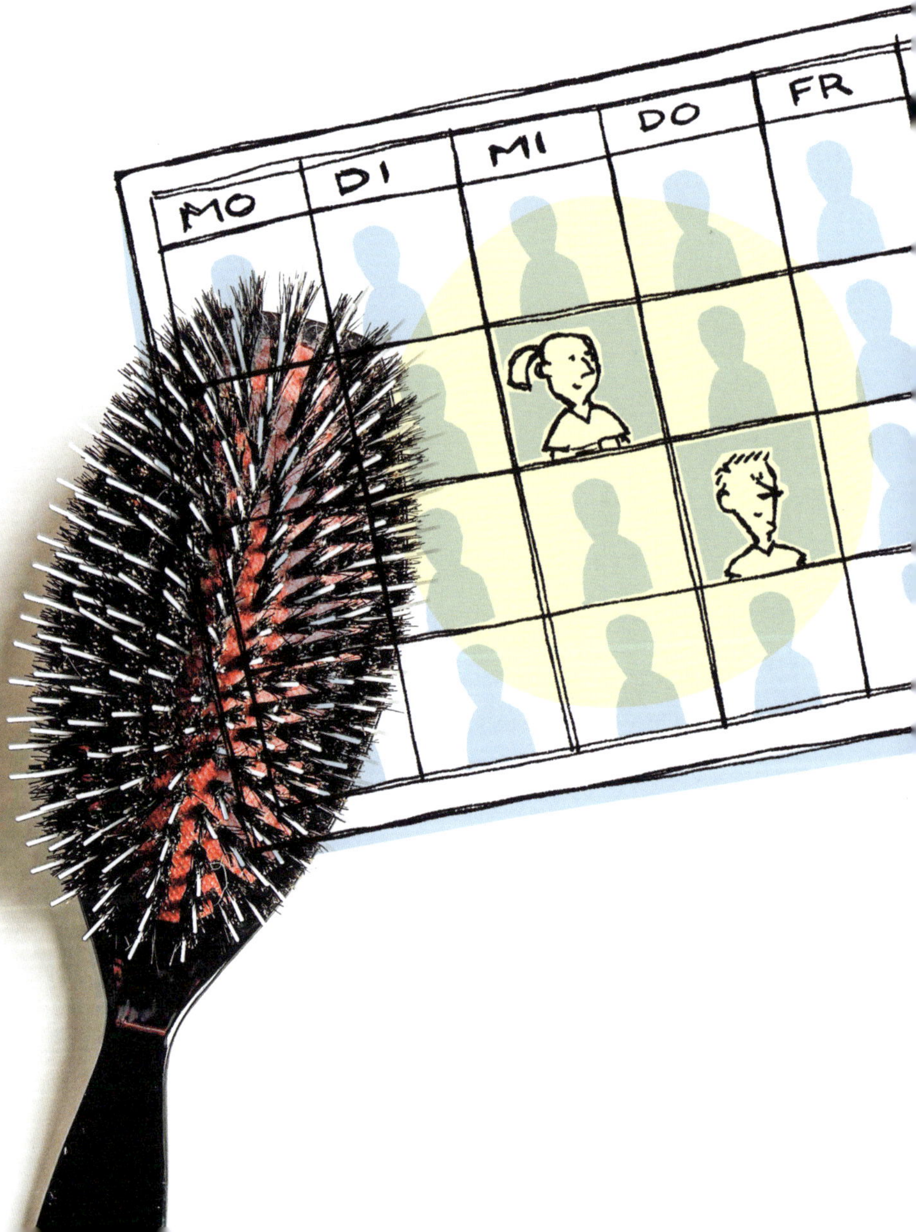
MO
DI
MI
DO
FR

... Betreuungslücken füllen

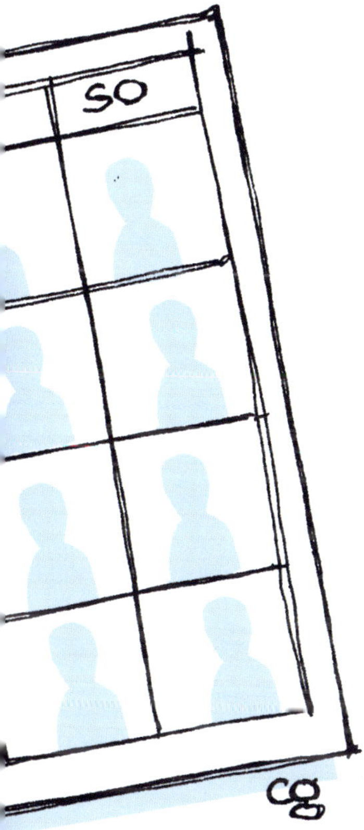

Die Kontinuität pflegerischer Versorgung ist existenziell zwingend notwendig. Zudem gibt es Situationen, in denen keine zusätzlichen oder weiterführenden Hilfen verfügbar sind.

... existenzielle Bedürfnisse identifizieren

Pflege sorgt sich um die existenziellen Bedürfnisse und Erfahrungen von Patienten und versucht, diese zu identifizieren. Gemeinsam die Dynamik im Umgang mit existenziellem Leid und existenzieller Gesundheit anzugehen, ist Aufgabe der Pflege.

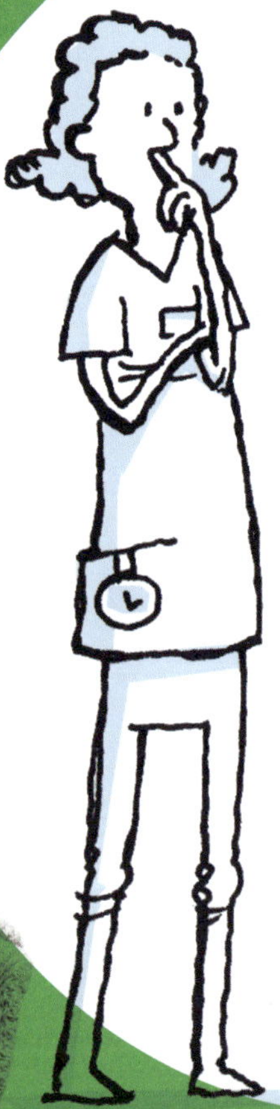

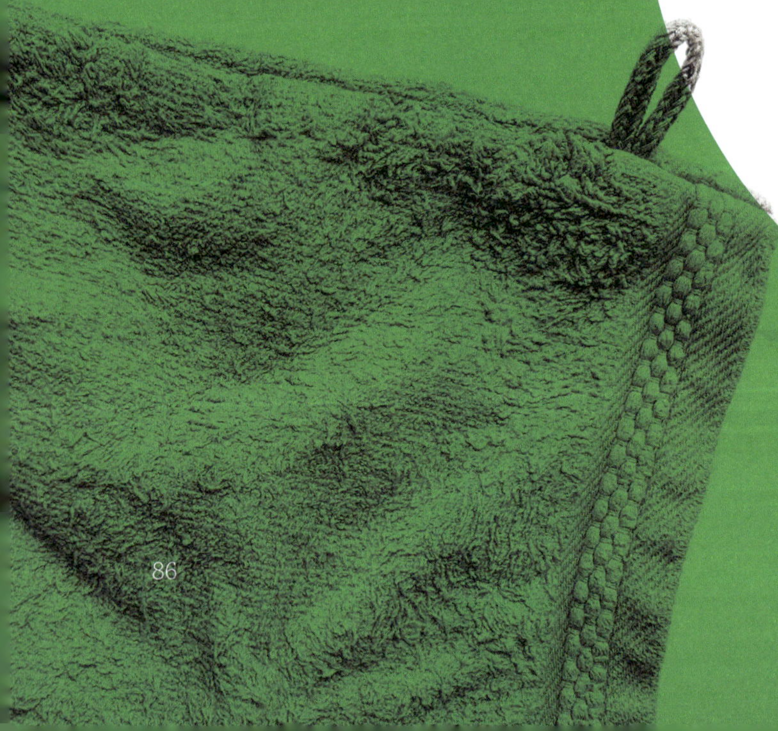

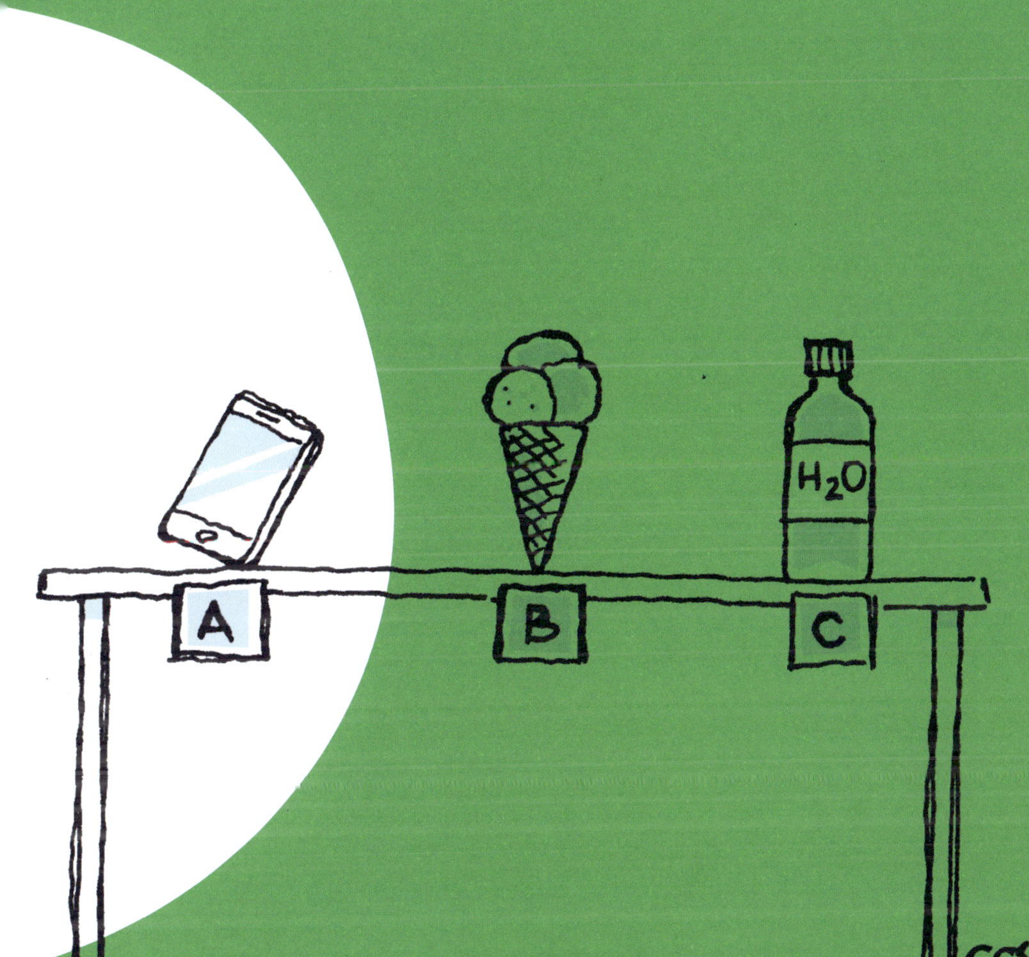
H2O
A
B
C
cg

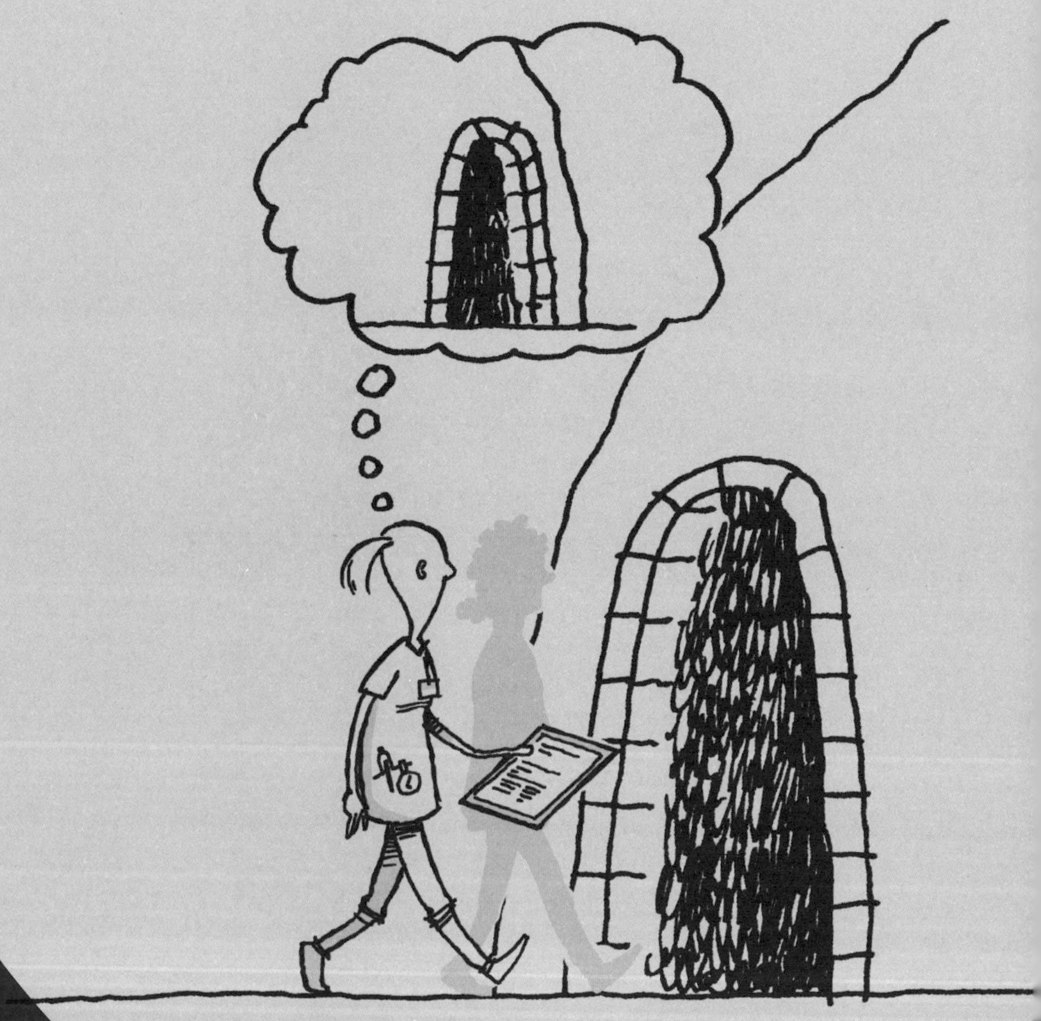

...Prinzip Hoffnung

Trotz negativer Prognose entwickeln Betroffene in allen Stadien einer Erkrankung intensiv Hoffnung, die eine positive Wirkung auf Ängste, Schmerzen, Depressionen und die Lebensqualität entfaltet. Pflege fördert, stützt und begleitet Menschen in Hoffnung.

...Familien systemisch betrachten

Wenn «Familie» Gegenstand pflegerischen Handelns ist und im Mittelpunkt steht, dann liegt der Fokus gleichzeitig auf Individuum und Familie. Pflege betrachtet Familien systemisch durch die Integration von Pflege-, System-, Kybernetik- und Familientherapietheorien.

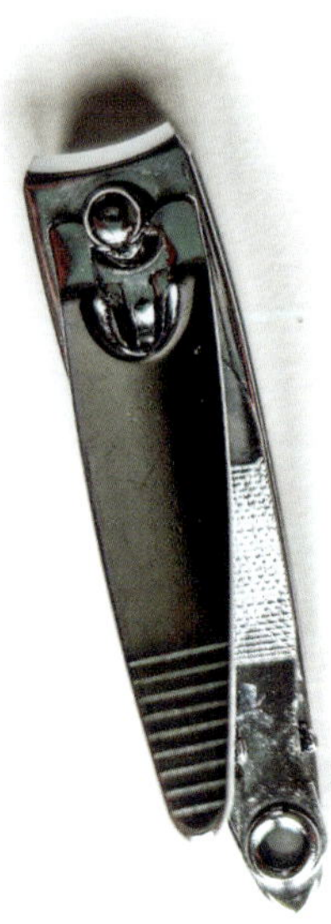

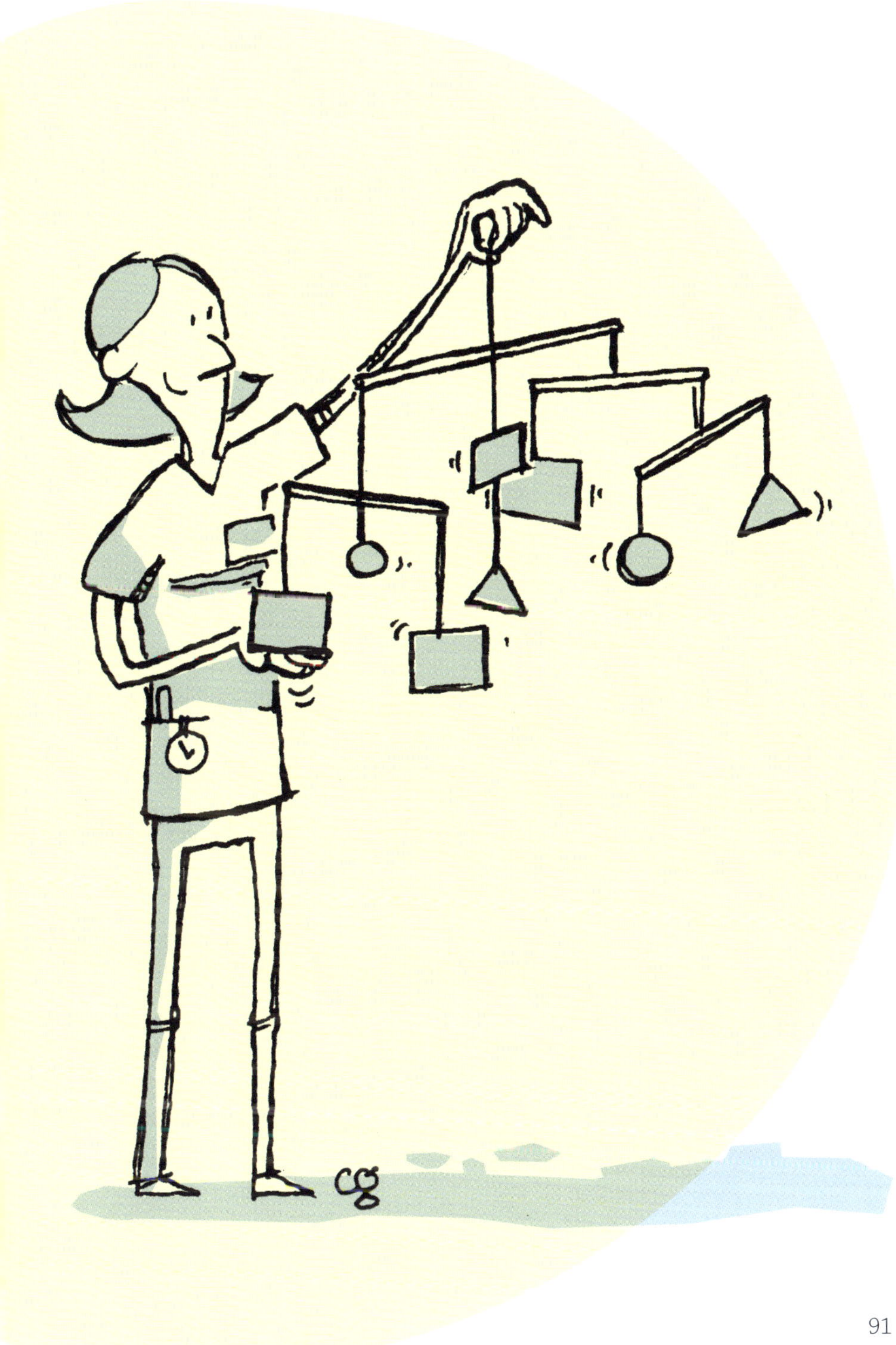
CG

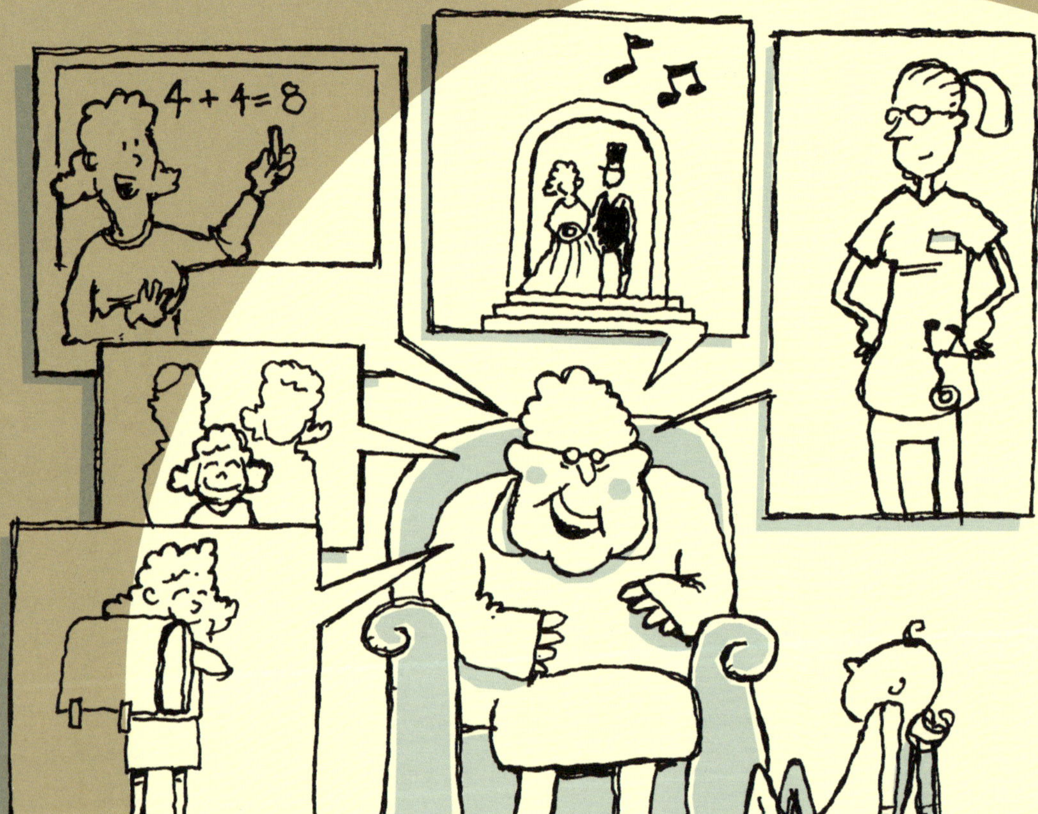
4 + 4 = 8
cg

... Teil einer anderen Biografie werden

Pflege betreut und begleitet vulnerable Menschen sowie Familien oft über Jahre. Über die Zeit wachsen Vertrautheit und Verbundenheit, die Kennzeichen einer professionellen Pflege-Patienten-Beziehung sind.

… Verantwortung übernehmen, Rechenschaft ablegen

Pflegende tragen Verantwortung,
Maßnahmen zugunsten der
gesundheitlichen und sozialen
Bedürfnisse der Bevölkerung
sowie benachteiligter Gruppen,
zu veranlassen und zu unterstützen.

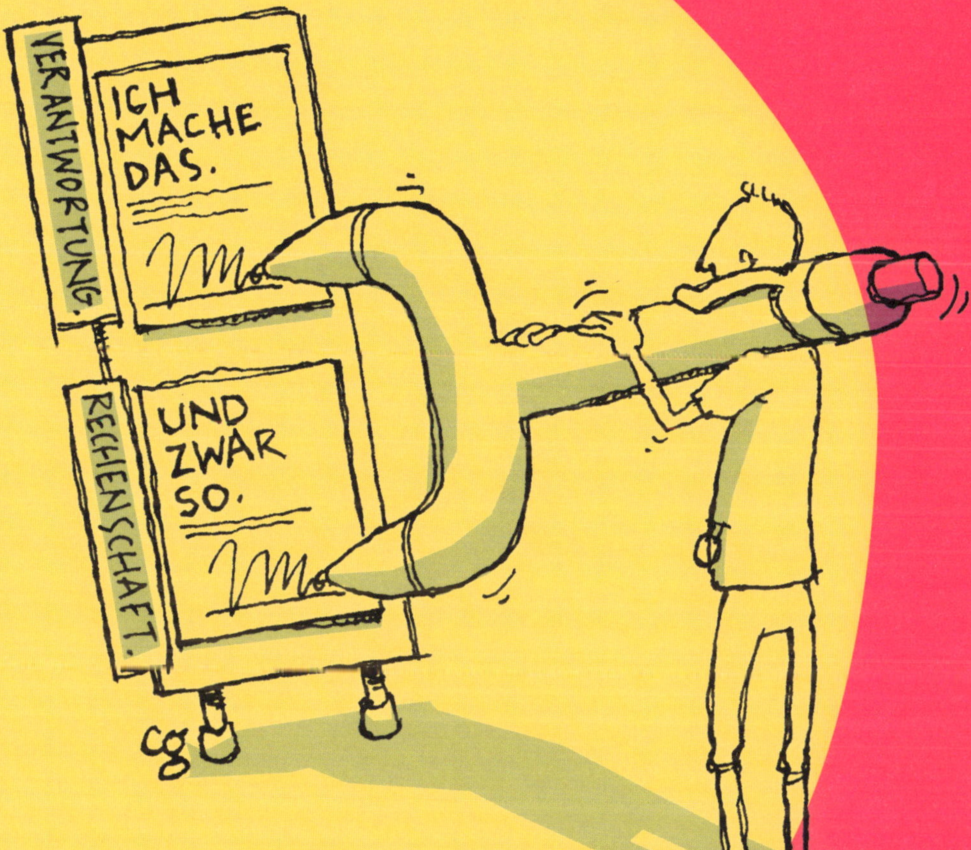
VERANTWORTUNG.
ICH MACHE DAS.
RECHENSCHAFT.
UND ZWAR SO.
cg

... ergreifen, begreifen, greifbar sein, berühren und sich berühren lassen

Mitgefühl ist eine menschliche Erfahrung, die für die professionelle Pflege von zentraler Bedeutung ist. Studien zeigen, wie Mitgefühl unter Pflegenden verstanden, gelehrt und trotz ökonomischen Zwängen aufrechterhalten werden kann.

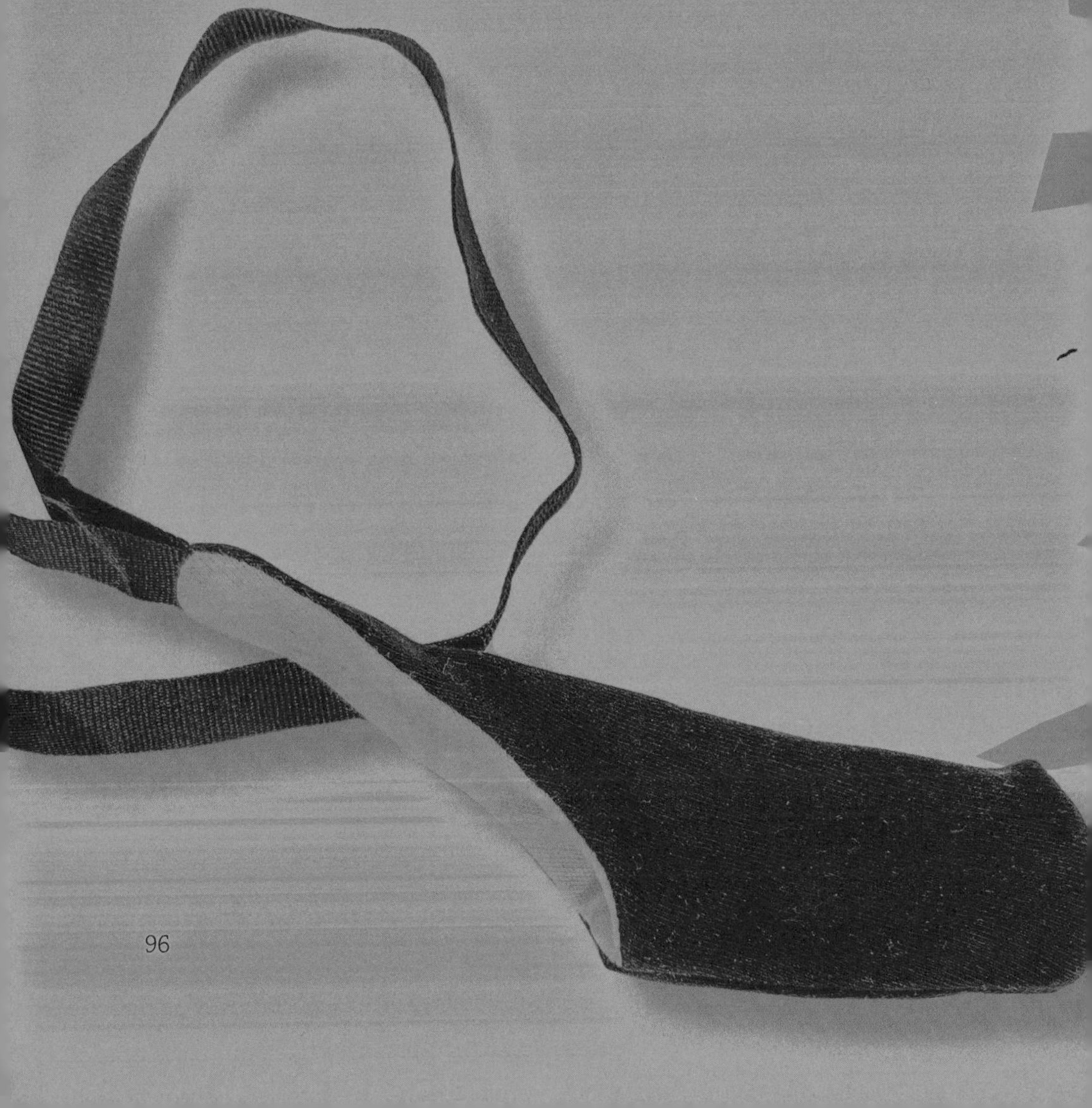

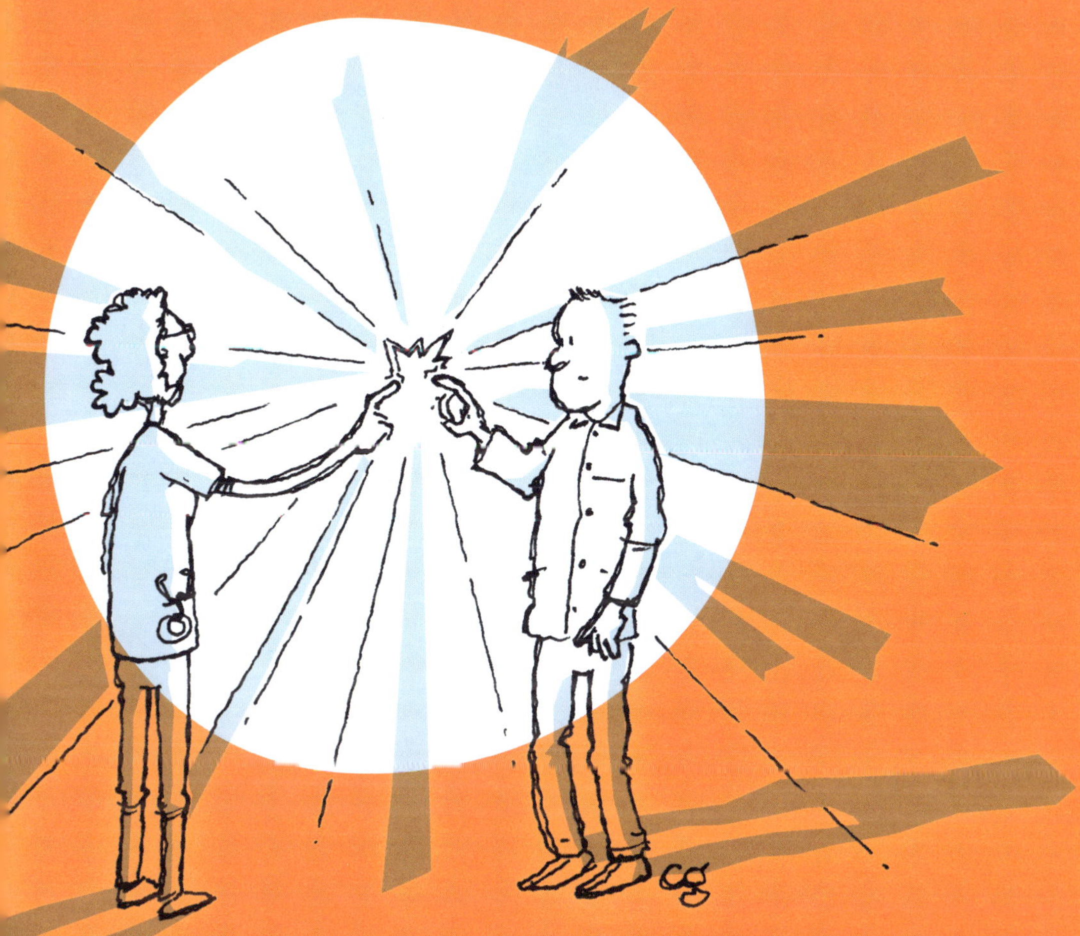
cg

... Spezialisierung und Vertiefung

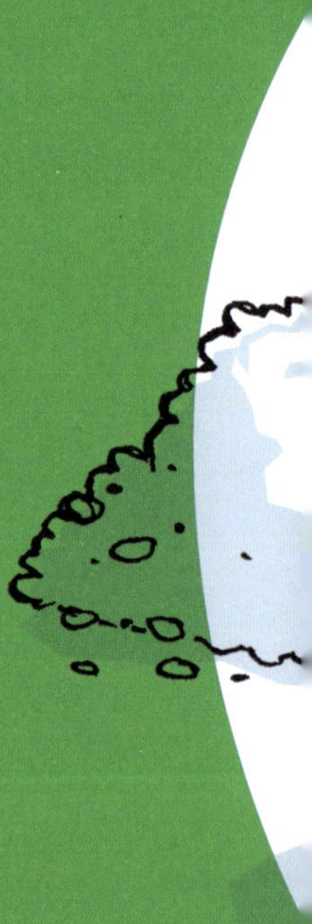

Die klinische Praxis der professionellen Pflege entwickelt sich rasant und dynamisch weiter. Der Erhaltung, Weiterentwicklung und Spezialisierung pflegerischen Fachwissens kommt somit eine zentrale Bedeutung zu.

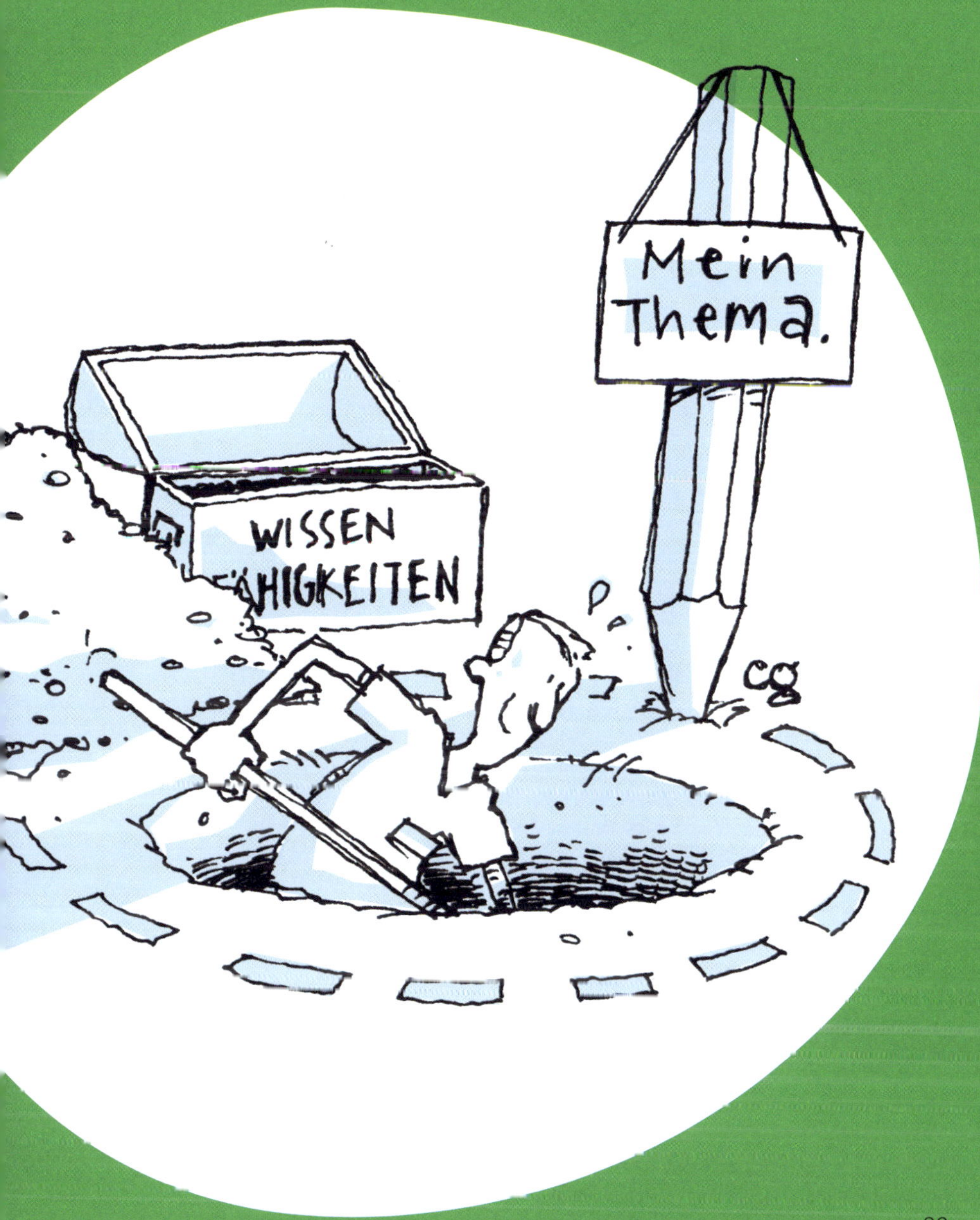

Mein Thema.
WISSEN
ÄHIGKEITEN
cg

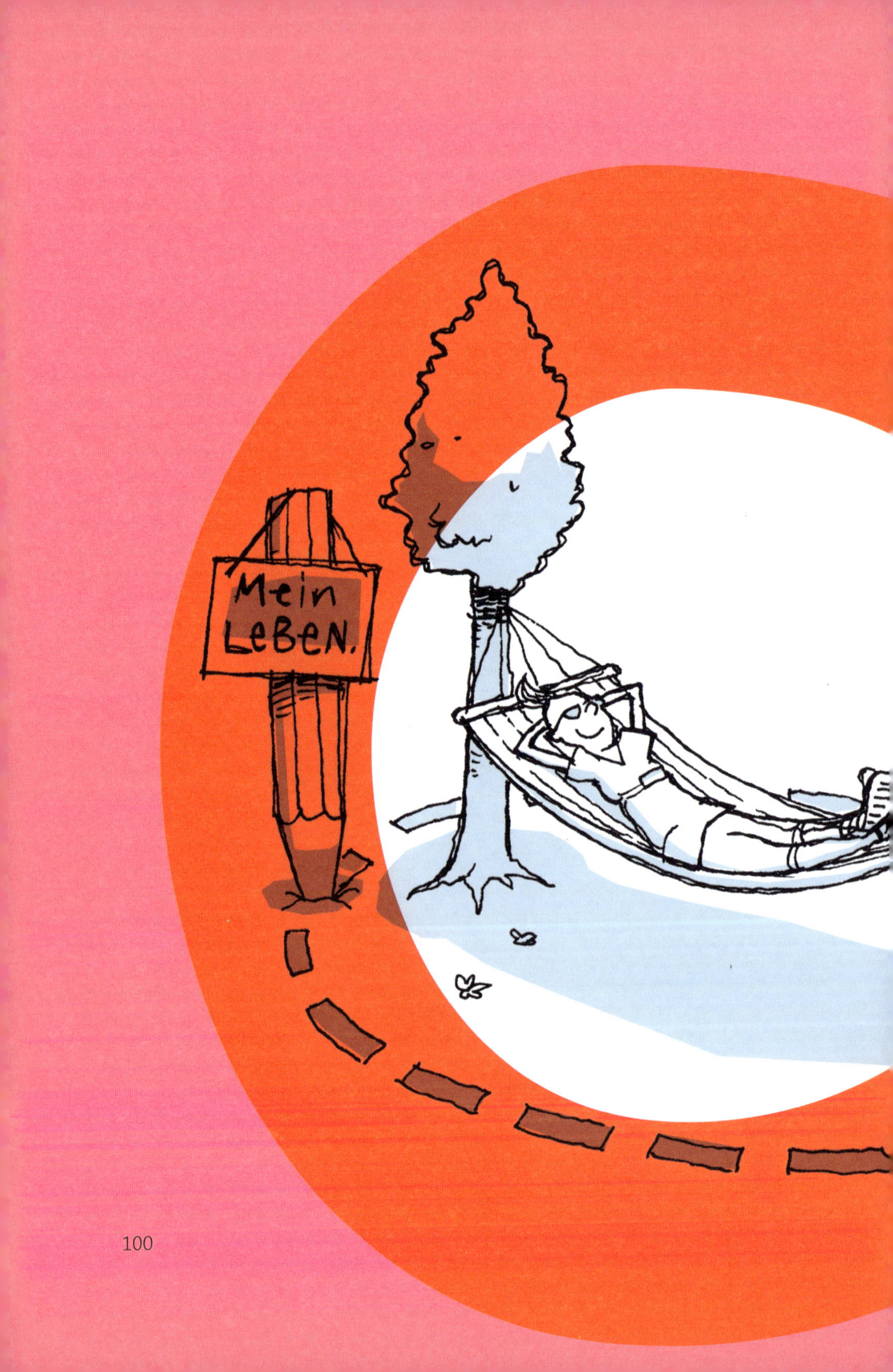
Mein
LeBen.

...die eigene Gesundheit schützen

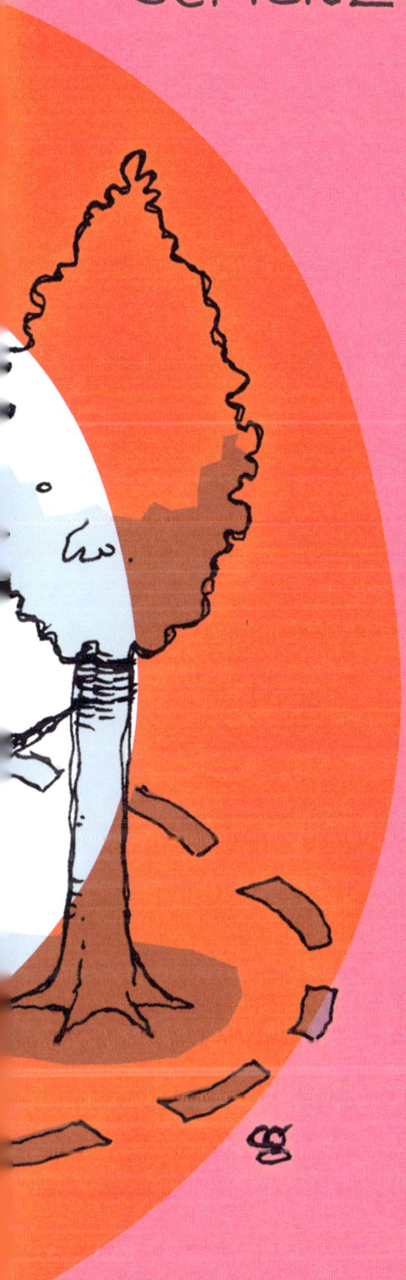

Pflegende achten auf ihre eigene Gesundheit, um die Fähigkeiten zur Berufsausübung nicht zu beeinträchtigen. Sie setzen sich für eine positive Arbeitsumgebung und für den Erhalt von sicheren, sozial gerechten und wirtschaftlichen Arbeitsbedingungen ein.

...wiederherstellen

Pflegende haben vier grundlegende Aufgaben: Gesundheit zu fördern, Krankheit zu verhüten, Gesundheit wiederherzustellen, Leiden zu lindern. Es besteht ein universeller Bedarf an Pflege.

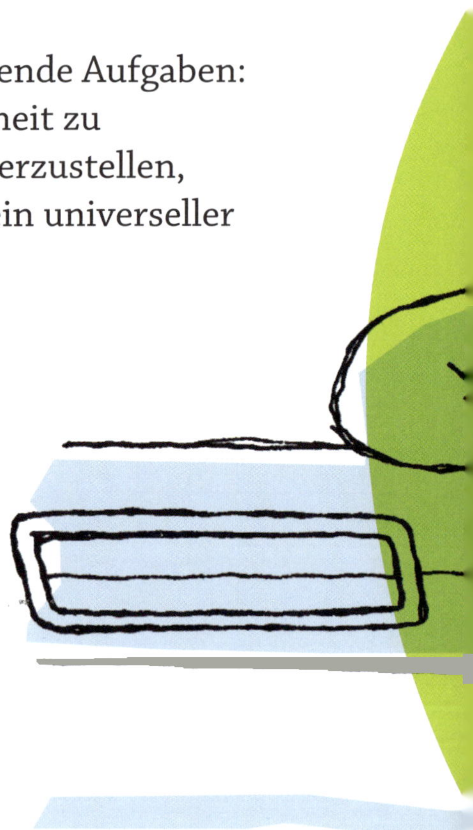

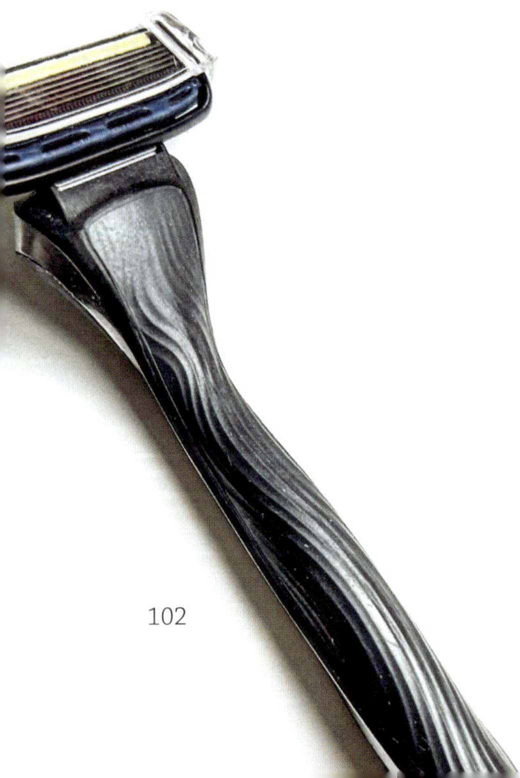

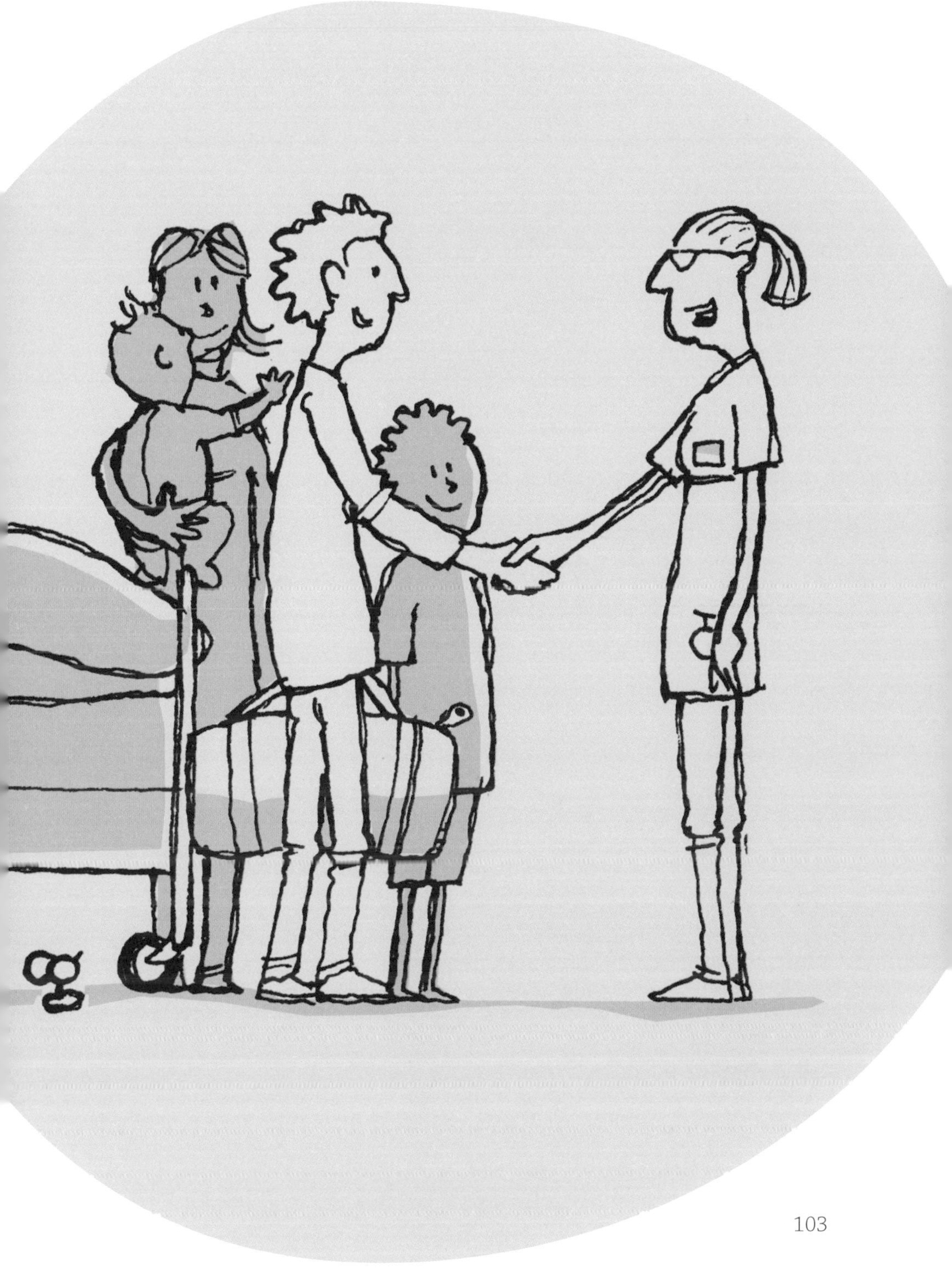

...Kompetenzen fördern & einfordern

Die Entwicklung von Pflegekompetenzen hängt vom Berufskontext wie auch vom Individuum ab und wird durch die Aspekte Berufserfahrung, Chancen, kollegiales Umfeld, Persönlichkeitsmerkmale, Motivation und theoretisches Wissen gefördert oder eingefordert.

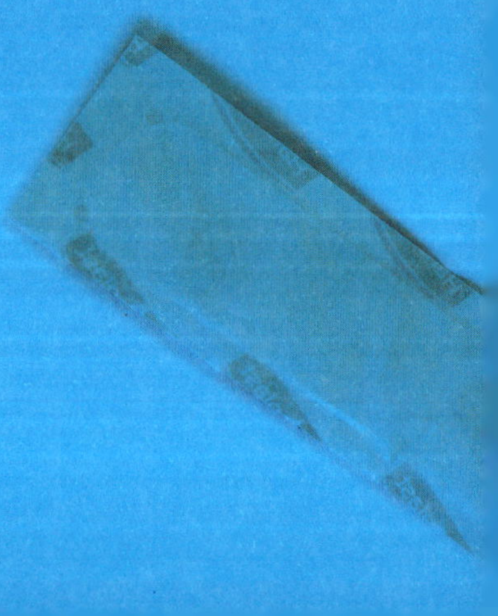

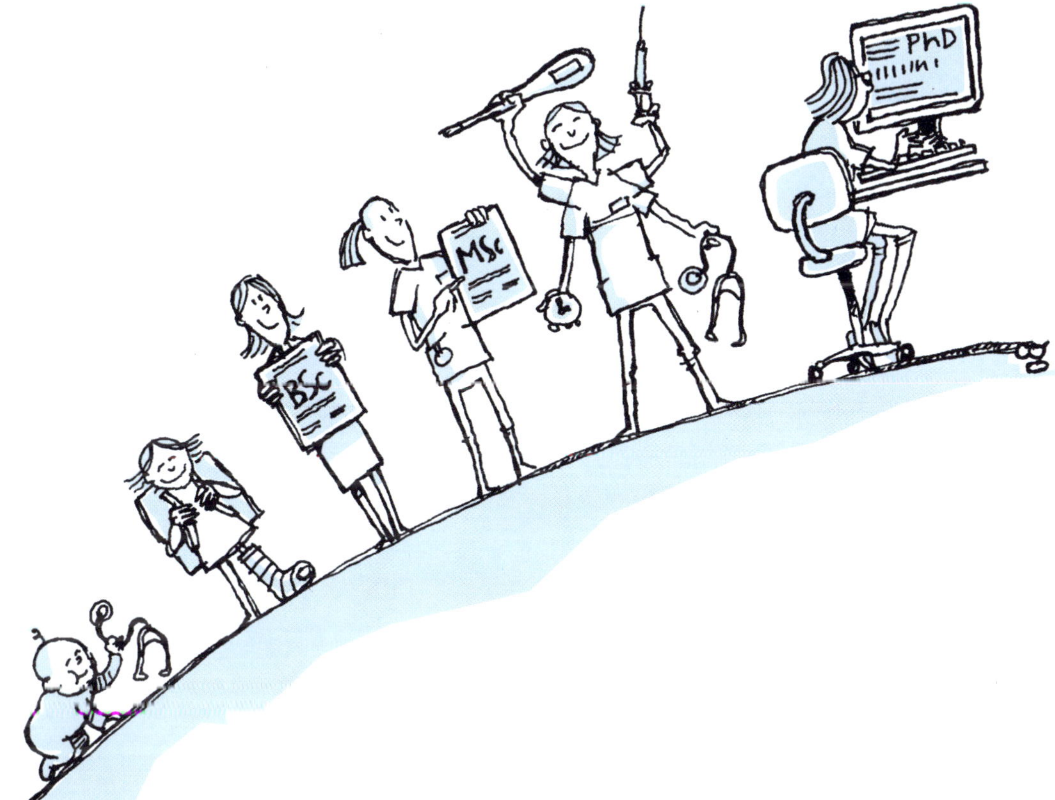
BSc
MSc
PhD

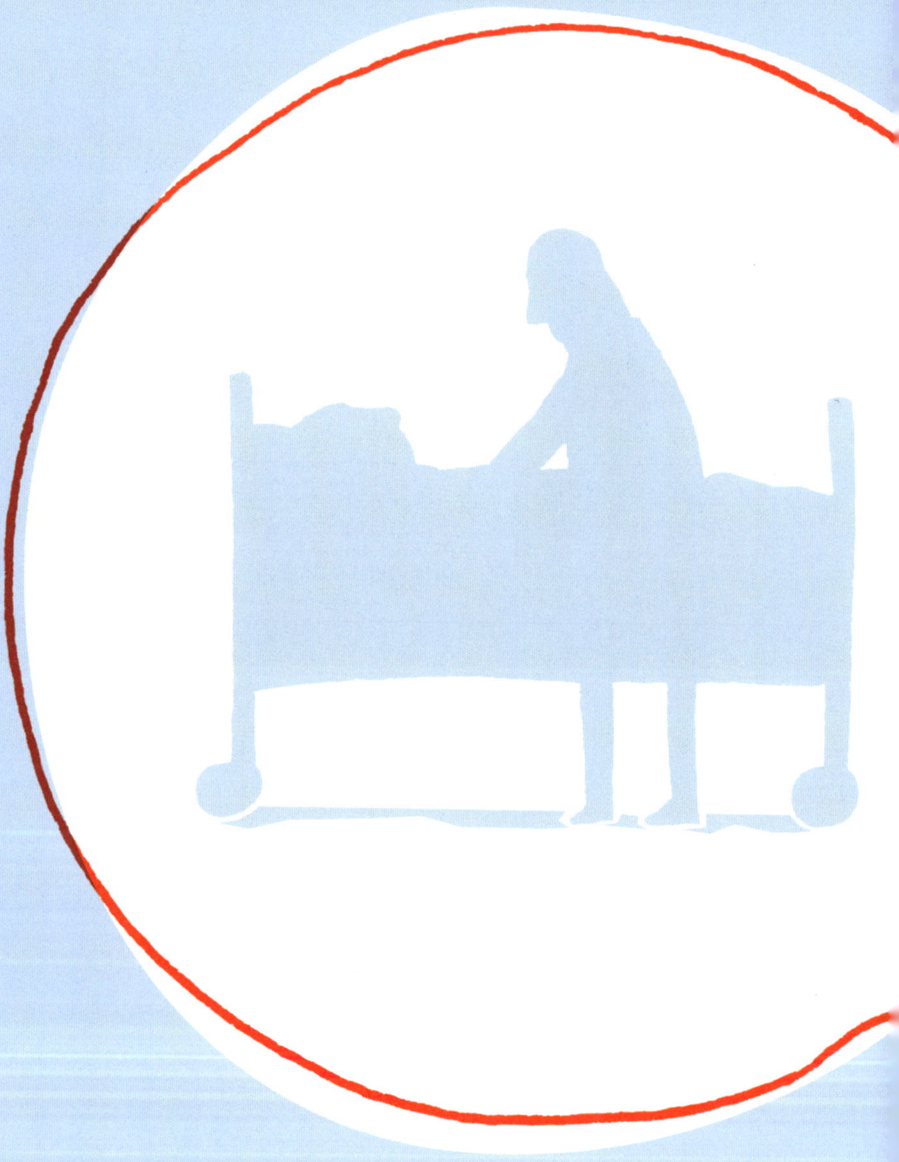

...das Ende mitgestalten

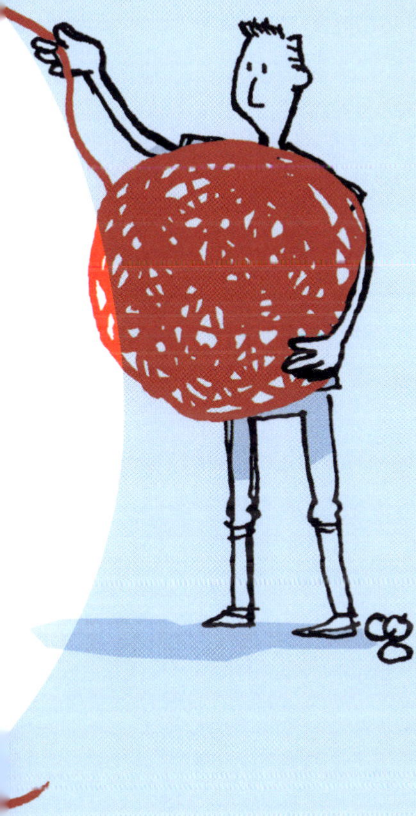

Menschen haben oft klare Vorstellungen davon, wo und wie sie sterben möchten. Individualisierung und Selbstbestimmung stellen dabei zentrale Werte dar. Damit ein Bestimmen bis zum Schluss möglich und das Lebensende stimmig ist, braucht es eine professionelle Begleitung.

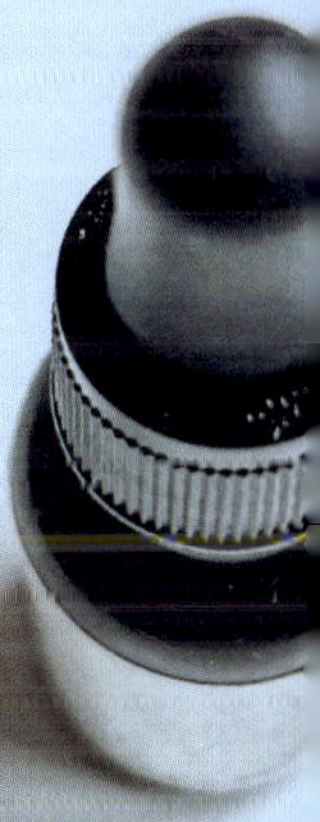

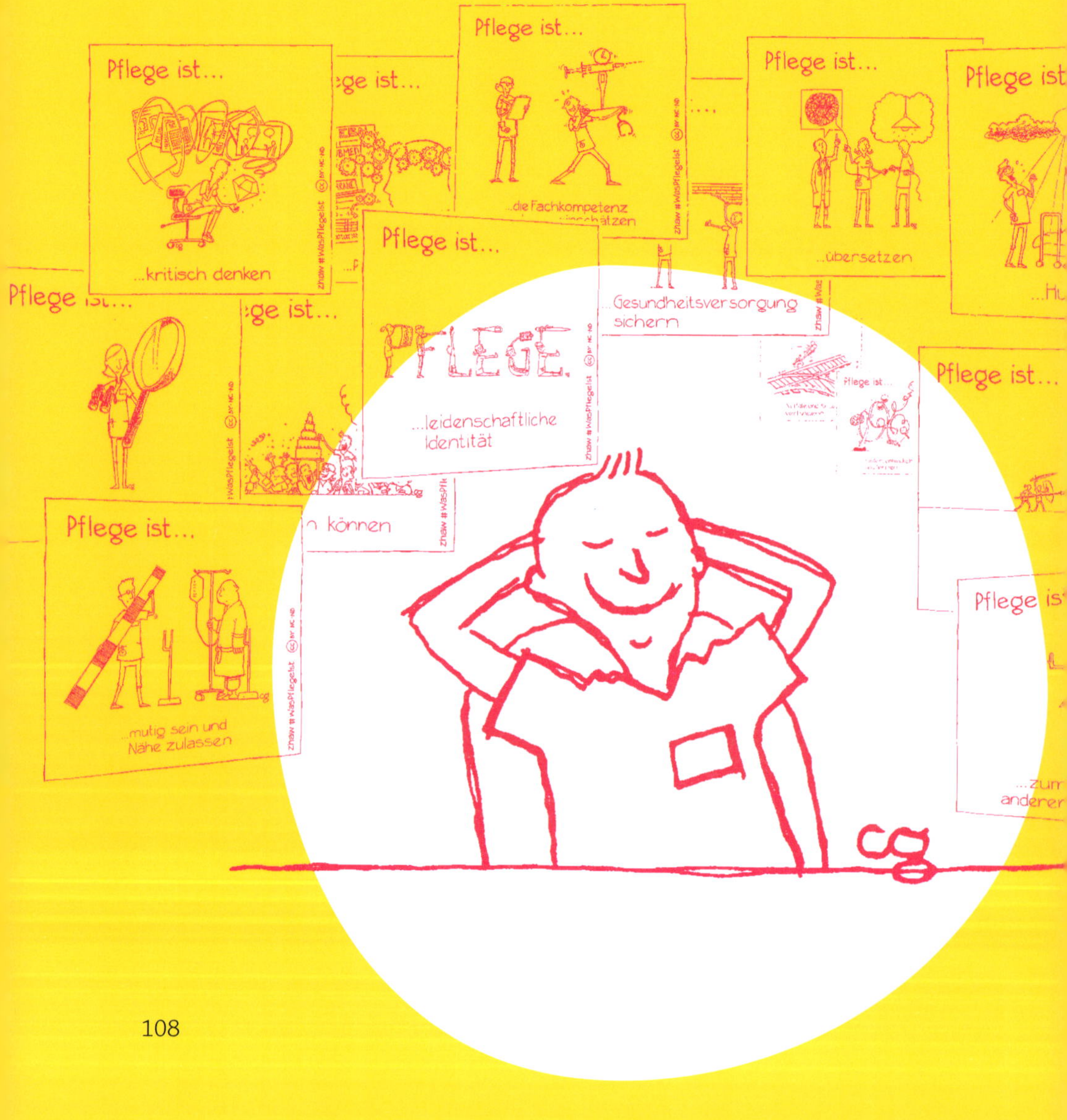
Pflege ist…
…kritisch denken
Pflege ist…
…die Fachkompetenz
Pflege ist…
…übersetzen
Pflege ist…
PFLEGE
…leidenschaftliche Identität
…Gesundheitsversorgung sichern
Pflege ist…
Pflege ist…
…mutig sein und Nähe zulassen
zhaw #WasPflegeist
cg

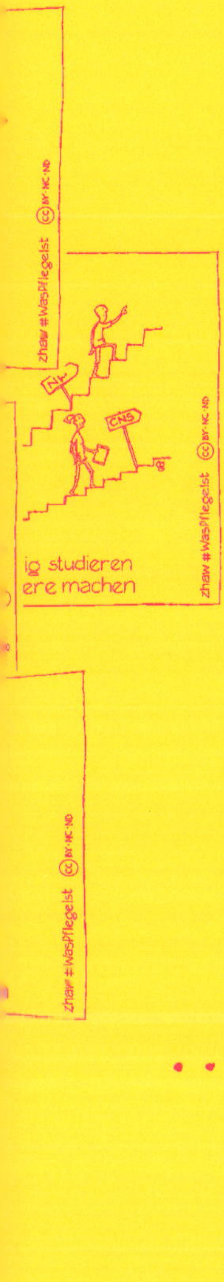

Rückblickend auf unsere Serie über ein Jahr hinweg können und dürfen wir feststellen: Pflege ist …

…wunderbar!

Auch auf politischer Ebene haben sich Aktionen ergeben. So haben wir für die Pflegeinitiative in der Schweiz festgestellt und zur Motivation angeregt, sich aktiv zu beteiligen: Pflege ist Selbstverzwergung*.

* Angeregt durch einen Artikel in der Zeit vom 09.02.21 entstanden diese ersten beiden Pencasts über die Selbstverzwergung der Pflege:
«Die Pflege ist die größte Berufsgruppe im Gesundheitswesen. Ohne sie könnte der beste Chirurg nicht operieren. Und der größte Politiker könnte nicht regieren, wenn er sich persönlich um seine dementierenden Eltern kümmern müsste. Doch um diese theoretische Macht in praktische Anerkennung umzuwandeln, müssten sich die Pflegenden bewusst werden: Es ist legitim, seine Interessen kollektiv zu vertreten. Stattdessen streiten sie».
(Quelle DIE ZEIT Nr. 8/2021, vom 18. Februar 2021)

...auch dort nicht aufhören, wo der Verstand nicht mehr mitkommt

Es gibt viele Situationen der Pflege und Dinge, die nicht mit dem Verstand zu regeln sind, sondern wo Herz und Intuition zum Zuge kommen müssen.

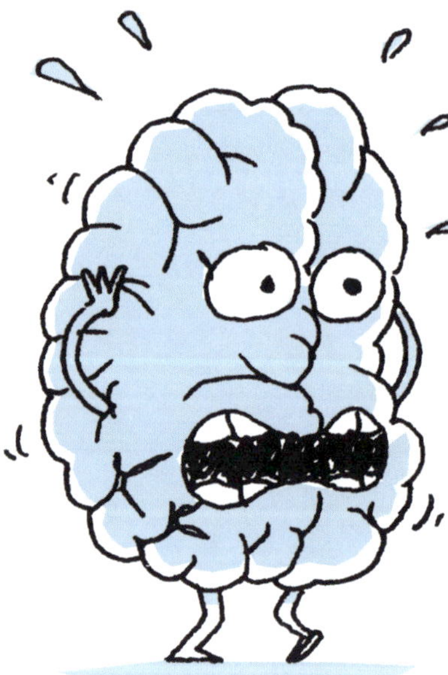

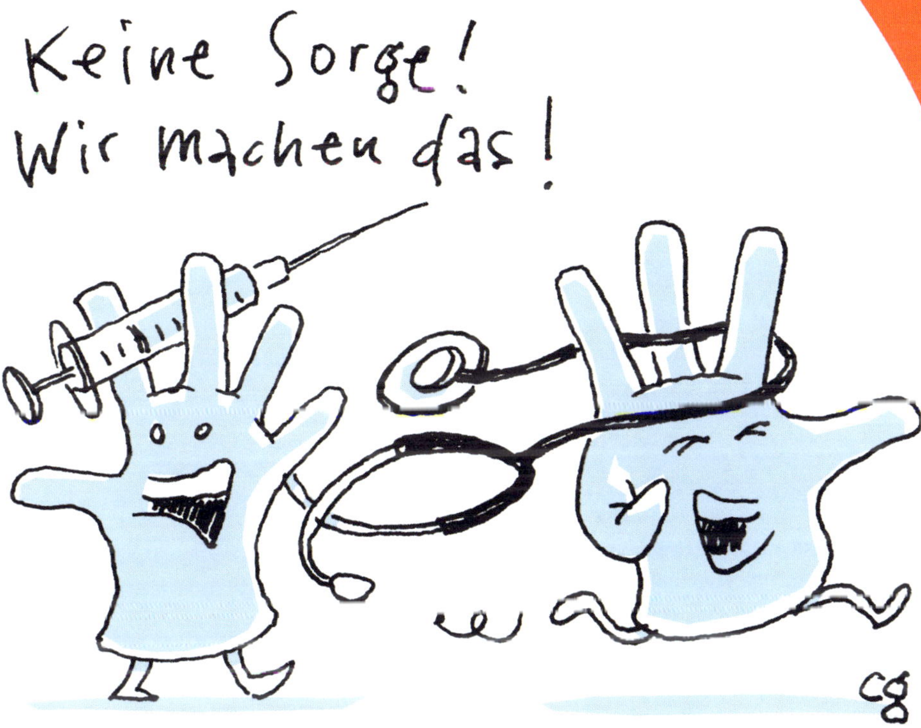
Keine Sorge!
Wir machen das!
cg

Die Lebenswelt anderer Menschen ist die Werkbank der Pflege. Ohne tiefes und ehrliches Eintauchen ist keine wirkliche Pflege möglich.

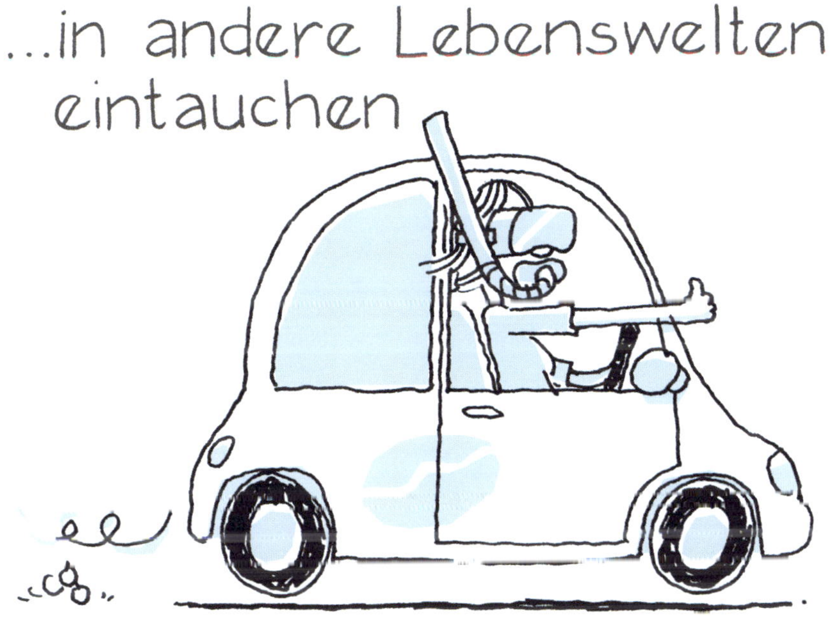

... Alpha und Omega und gaaanz viel dazwischen

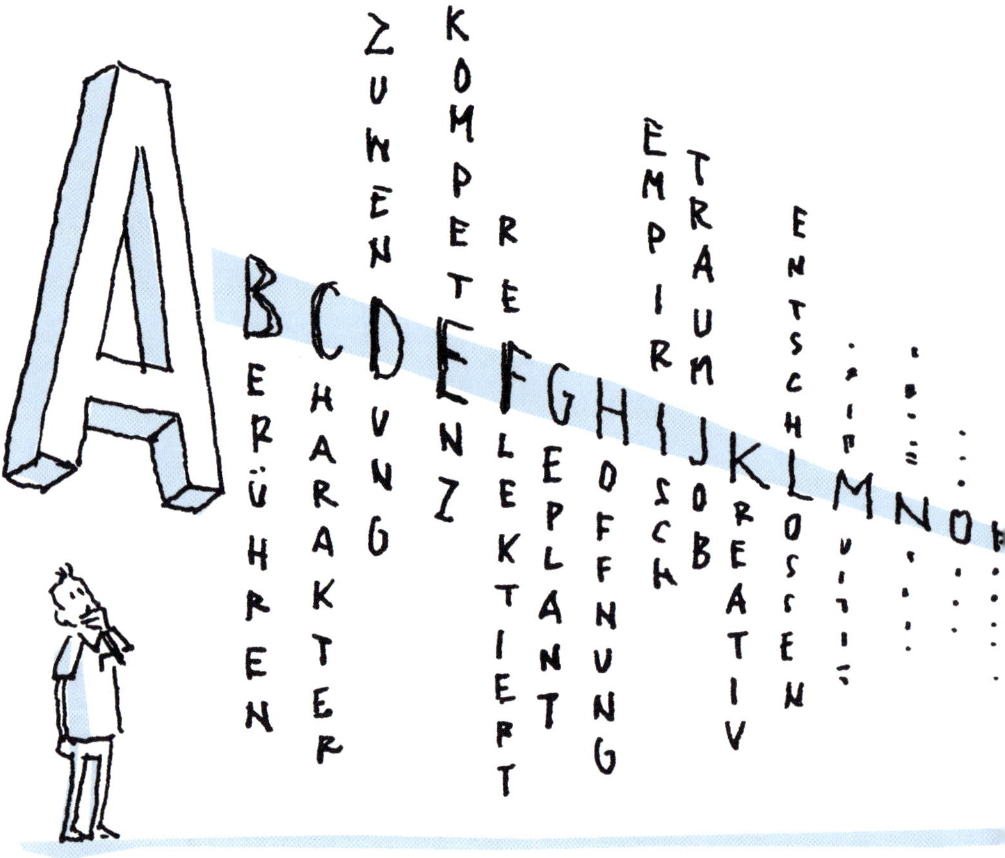

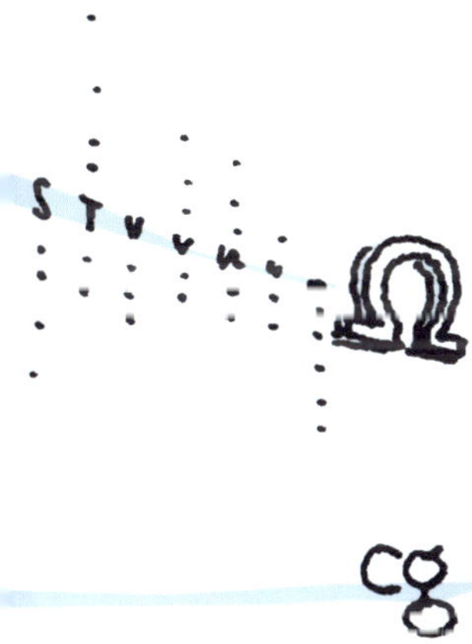

Die Pflege von Menschen bewegt sich auf der Lebensspanne zwischen Geborenwerden und Sterben. Dazwischen gibt es beinahe endlos viele Bereiche, in denen professionelle Pflege vorkommt.

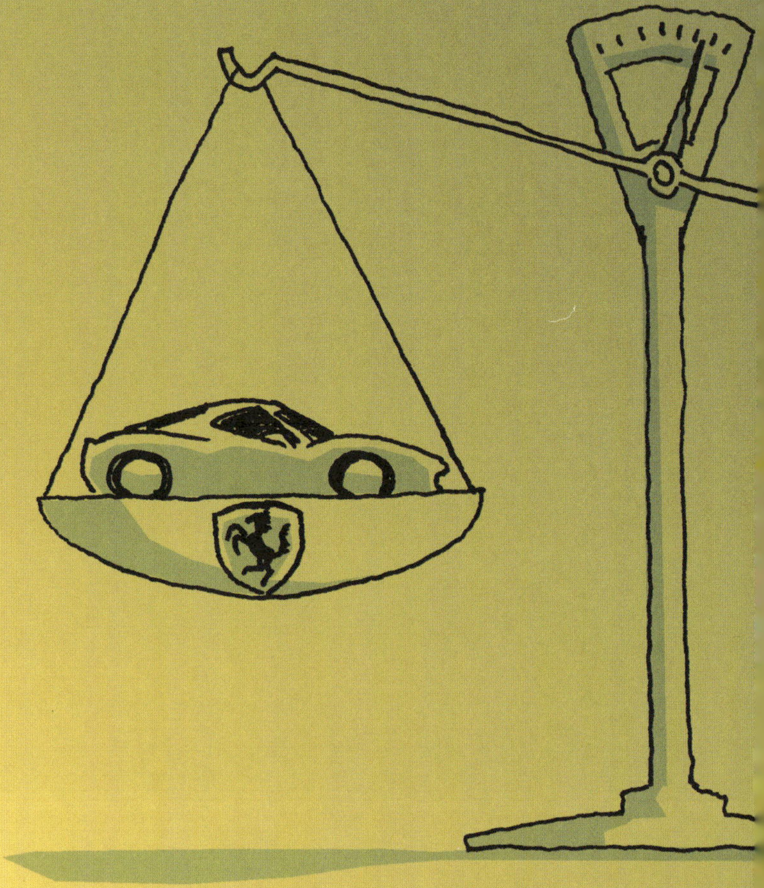

... Luxus

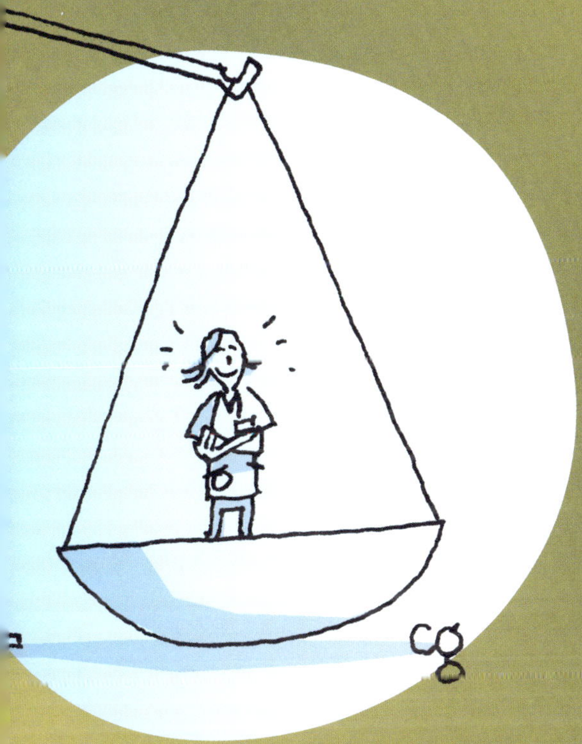

Aufgrund des demografischen Wandels, der gesellschaftlichen Entwicklungen im Umgang mit kranken Menschen sowie des Pflegenotstands, wird die professionelle Pflege immer mehr zu einem Luxusgut.

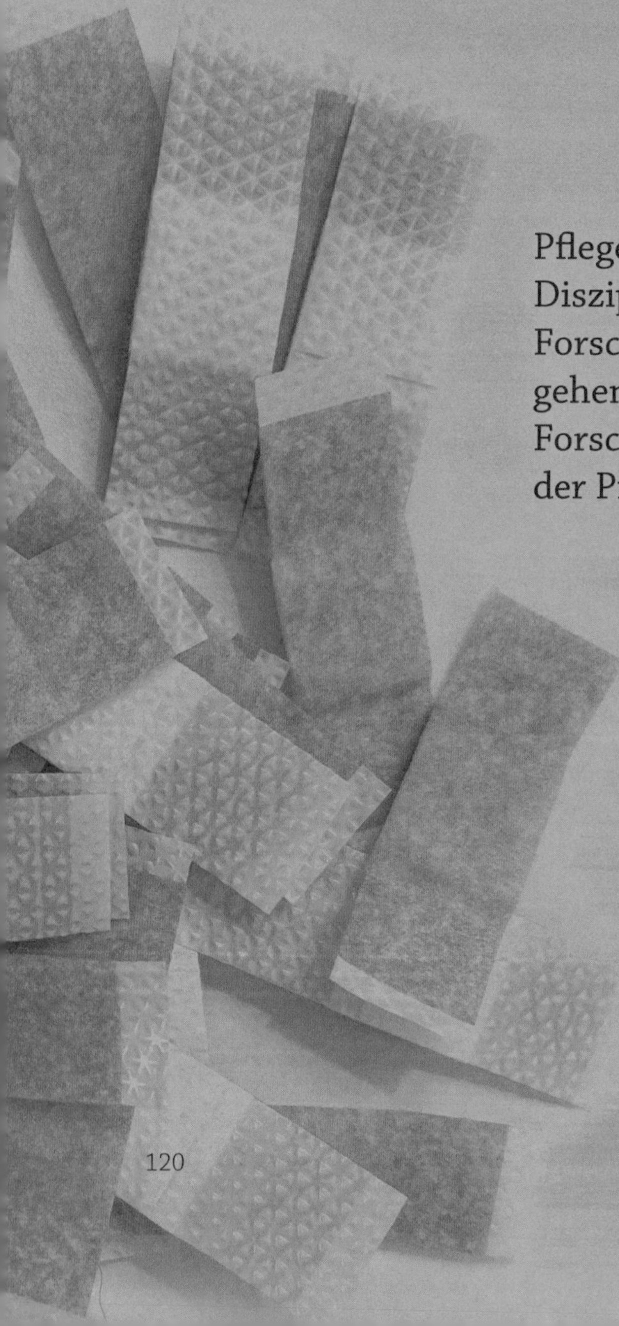

Pflege ist eine eigenständige Disziplin, bei der Praxis und Forschung Hand in Hand gehen. Es braucht mehr Forschung aus, mit und in der Pflege.

...macht es

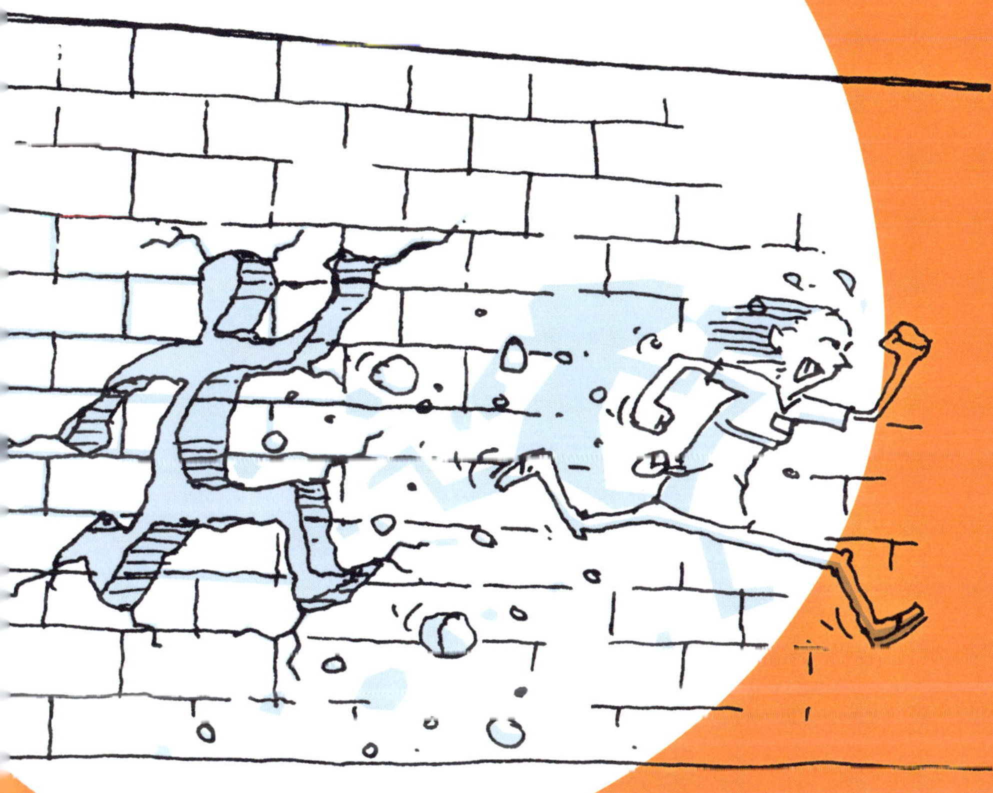

Autor und Illustrator

André Fringer, Prof. Dr. rer. medic., ist mit Leib und Seele von Herzen Pflegefachmann, -wissenschaftler und Hochschuldozent im In- und Ausland. Seit 2018 ist er Co-Leiter des Masterstudiengangs Pflege (MSc) und der Forschungsstelle Pflegewissenschaft an der Zürcher Hochschule für Angewandte Wissenschaften (ZHAW). Zuvor war er stellvertretender Leiter des Instituts für angewandte Pflegewissenschaft IPW-FHS und Studienleiter des Master of Advanced Studies (MAS) in Palliative Care an der FHS St. Gallen. Er promovierte am Lehrstuhl für Familienorientierte und Gemeindenahe Pflege der Universität Witten/Herdecke (DE) zum Thema «Angehörigenpflege und Zivilgesellschaftlichkeit», wo er auch derzeit im Themenfeld Palliative Care Habilitand ist. Zu seinen Schwerpunkten zählen die Themen Palliative Care, pflegende Angehörige und gemeindenahe Pflege sowie informelle Pflegesysteme.
Sein persönliches Motto lautet: «Ich brenne für eine starke Pflege und engagiere mich, die Gesundheitsversorgung der Zukunft mitzugestalten, Advanced Practice Nursing (APN) weiter zu entwickeln und der professionellen Pflege eine Stimme zu geben.»

Kontakt: andre.fringer@zhaw.ch
Webseiten ZHAW: https://www.zhaw.ch/de/ueber-uns/person/frin/
Webseite Privat: www.fringer.swiss

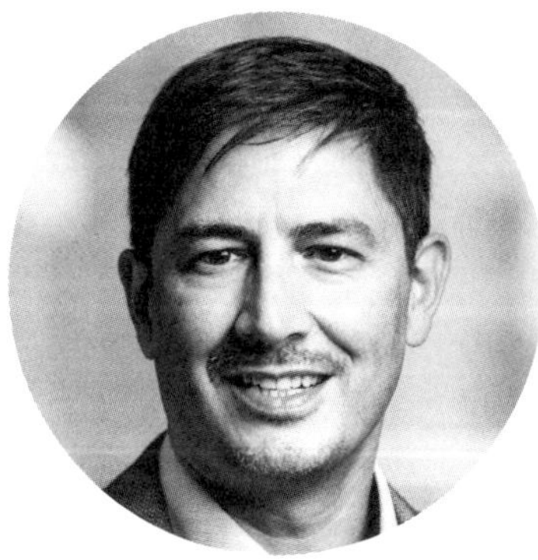

Cla Gleiser, ist freischaffender Illustrator und Texter und unterstützt mit Bild und Sprache schon seit dem letzten Jahrtausend Menschen beim Vermitteln ihrer Botschaft. Das Studium der englischen und deutschen Literatur- und Sprachwissenschaft an der Universität Zürich wurde zwar nicht wie geplant zur Tür in den Lehrerberuf, weckte dafür aber die Leidenschaft für das Thema seines Lebens: Kommunikation. Sein oberster Leitbegriff lautet: «Verständlich!»
Seit einigen Jahren engagiert er sich gehäuft in den Themen Medizin, Wissenschaft und Bildung. Mit seiner tiefen Abneigung gegen Worthülsen, Blähsprache und kommunikative Nebelgranaten ist er dort genau richtig. Findet er.

Kontakt: cla.gleiser@verstaendlich.ch
Webseite: verstaendlich.ch

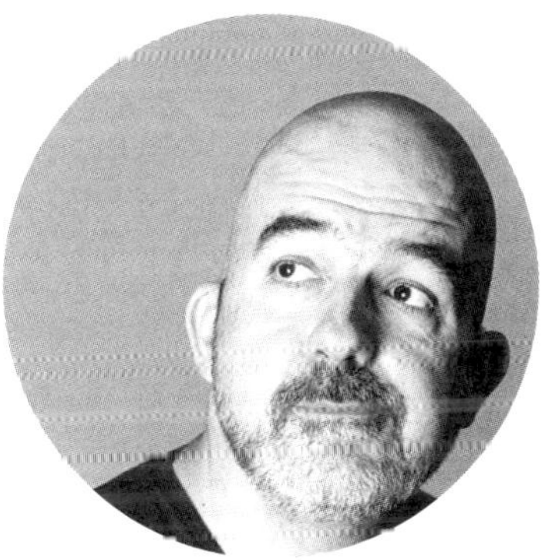

Professionelle Pflege im Hogrefe Verlag

Achtsamkeit, Selbstmitgefühl, Selbstakzeptanz, ACT

Johns, C. (2018). Achtsames Führen in der Pflege. Hogrefe.
Kieser, G. (2020). Achtsamkeitsbasierte Persönlichkeitsentwicklung. Praxisbuch für Menschen in Gesundheits-, Pflege- und Sozialberufen. Hogrefe.
Klein, J. P. & Burion, R. (2024). Ratgeber Akzeptanz und Commitment-Therapie (ACT). Hogrefe.
Sheridan, C. (2020). Achtsamkeit und Selbstmitgefühl in der Pflege. Hogrefe.
Wengenroth, M. (2016). Das Leben annehmen. Hogrefe.

Aggressionsmanagement, Bullying, Gewalt, Mobbing

Bonifas, R. P. (2018). Mobbing und Bullying unter alten Menschen. Hogrefe.
Nau, J., Oud, N. E. & Walter, G. (2018). Gewaltfreie Pflege. Praxishandbuch zum Umgang mit aggressiven und potenziell gewalttätigen Patienten. Hogrefe.
Nau, J., Oud, N. E. & Walter, G. (2019). Aggression, Gewalt und Aggressionsmanagement. Lehr- und Praxishandbuch zur Gewaltprävention für Pflege-, Gesundheits- und Sozialberufe. (2. Aufl.) Hogrefe.
Tschan, W. (2024). Sexualisierte Gewalt und Trauma. Hogrefe.

Beziehungsarbeit

Bauer, R. (2018). Beziehungspflege. Kongruente Beziehungsarbeit für Pflege-, Sozial- und Gesundheitsberufe. Hogrefe.
Bischofberger, I. (2023). Work & care - Der Weg zur Vereinbarkeitskompetenz. Hogrefe.
Koloroutis (Hrsg.) (2011). Beziehungsbasierte Pflege. Ein Modell zur Veränderung der Pflegepraxis. Huber.
Wessel, S. & Manthey, M. (2023). Primary Nursing - Primäre Pflege. Ein personenbezogenes Pflegesystem gestalten und umsetzen. Hogrefe.

Empowerment, Speak up, Berufsimage

Buresh, B. & Gordon, S. (2006). Der Pflege eine Stimme geben - Was Pflegende öffentlich kommunizieren müssen. Huber.
Quernheim, E., Zegelin, A. (2025). Berufsstolz in der Pflege. Ein Mutmacherbuch (3. Aufl.). Hogrefe.
Sullivan, E. (2016). Einfluss nehmen. Ein Handbuch für Pflegefachpersonen in Berufspraxis und Politik. Hogrefe.

Recovery

Barker, P. & Buchanan-Barker, P. (2020). Das Gezeiten-Modell. Der Kompass für eine recovery-orientierte, psychiatrische Pflege (2. Aufl.). Hogrefe.

Integrative Pflege, Greencare

Bühring, U. & Sonn, A. (2013). Heilpflanzen in der Pflege. Huber.
German-Tillmann, T., Merklin, L. & Näf. A. S. (2019). Tiergestützte Intervention (2. Aufl.). Hogrefe.
Mahler, C. & Joos, S. (2025). Integrative Interventionen in der Onkologie - Ein interprofessionelles Praxis- und Beratungshandbuch. Hogrefe
Niepel. A. & Vef-Georg, G. (2020). Praxishandbuch Gartentherapie. Gartentherapiepraxis für Ergo- und Gartentherapeuten, Pflegefachpersonen und Gärtner. Hogrefe.
Waldboth, V., Suter-Riederer, S., Föhn, M., Schneiter-Ulmann, R. & Imhof. L. (2017). Pflanzengestützte Pflege. Hogrefe.

Pflegeethik, Spiritual Care
Aebi, R. & Mösli, P. (2020). Interprofessionelle Spiritual Care. Im Buch des Lebens lesen. Hogrefe.
Heller, B. & Heller, A. (2018). Spiritualität und Spiritual Care. Orientierungen und Impulse (2. Aufl.). Hogrefe.
Sellman, D. (2017). Werteorientierte Pflege. Was macht eine gute Pflegende aus? Grundlagen ethischer Bildung für Pflegende. Hogrefe.

Pflegekommunikation
Büker, H. J. & Schumacher, M. (2024). Kommunikation und Interaktion in der Pflege. Hogrefe.
Ford, Y. (2017). Nursing English Essentials (3. Aufl.). Hogrefe.
Schirmer, U. B. (2025). Einfühlsam Gespräche führen. Empathische Kommunikation in Gesundheits-, Pflege- und Sozialberufen (2. Aufl.). Hogrefe.

Pflegekompetenz
Benner, P. (2022). Stufen zur Pflegekompetenz. From Novice to Expert (3. Aufl.). Hogrefe.
Domenig, D. (Hrsg.) (2021). Transkulturelle und transkategoriale Kompetenz. Lehrbuch zum Umgang mit Vielfalt, Verschiedenheit und Diversity für Pflege-, Gesundheits- und Sozialberufe. Hogrefe.
Olbrich, C. (2022). Pflegekompetenz (4. Aufl.). Hogrefe.

Pflegemanangement, Mitarbeiterpflege
Boychuk Duchscher, J. E. (2023). Überlebensbuch Pflege. Erfolgreicher Berufseinstieg für Pflegefachfrauen und -männer. Hogrefe.
McCormack, B., Manley, K. & Garbett, R. (Hrsg.) (2009). Praxisentwicklung in der Pflege. Huber.
Poser, M. & Fecke, M. (Hrsg.). (2023). Lehrbuch Stationsleitung (2. Aufl.). Hogrefe.
Von Dach, C. & Mayer, H. (2023). Personzentrierte Pflegepraxis. Hogrefe.
Wessel, S. & Manthey, M. (2023). Primary Nursing – Primäre Pflege. Hogrefe.

Pflegewissen, -theorie und -forschung
Brandenburg, H. & Dorschner, S. (2021). Pflegewissenschaft 1 (4. Auflage). Lehr- und Arbeitsbuch zur Einführung in Pflegetheorien und das wissenschaftliche Denken in der Pflege. Hogrefe.
Brandenburg, H., Panfil, E.-M., Schrems, B. & Mayer, H. (2023). Pflegewissenschaft 2 (4. Auflage). Lehr- und Arbeitsbuch zur Einführung in die Methoden der Pflegeforschung. Hogrefe.
Panfil, E.-M. (Hrsg. (2022). Wissenschaftliches Arbeiten in der Pflege. (4. Aufl.) Hogrefe.
Taylor, S. G. & Renpenning, K. (2013). Selbstpflege. Wissenschaft, Pflegetheorie und evidenzbasierte Praxis. Huber.

Pflegecartoons
Frink, E. (2001). Die heiter-helle Welt der Pflege. Huber.
Hinse, H. & Möhl, K.-K. (2019). Wer bis zuletzt lacht, lacht am besten (3. Aufl.). Hogrefe.
Zauner, A. (2022). Im Demenzlabyrinth – Eine Bilderzählung. Hogrefe.

Zusammenstellung: Jürgen Georg (Stand: Januar 2025)

Inhalt

... leidenschaftliche Identität.

... vielseitig studieren & Karriere machen.

... diskret in Grenzenlosigkeit.

... Humor.

... feiern können.

... übersetzen.

... Forschung sowie Evidence Based.

... Gesundheitsversorgung sichern.

... interdisziplinär.

... Notfälle und Krisen verhindern.

... reifen, entwickeln und lernen.

... Dekompensationen verhindern.

... sich für Uninteressantes interessieren.

... Betreuungslücken füllen.

... existenzielle Bedürfnisse identifizieren.

... Prinzip Hoffnung.

... Familien systemisch betrachten.

Teil einer anderen Biografie werden.

... Verantwortung übernehmen, Rechenschaft ablegen.

... ergreifen, begreifen, greifbar sein, berühren und sich berührten lassen.

... Spezialisierung und Vertiefung.

... die eigene Gesundheit schützen.

... wiederherstellen.

... Kompetenzen fördern & einfordern.

Bibliografische Information der Deutschen Nationalbibliothek
Die Deutsche Nationalbibliothek verzeichnet diese Publikation in der Deutschen Nationalbibliografie; detaillierte bibliografische Daten sind im Internet über http://www.dnb.de abrufbar.

Verantwortliche Person in der EU:
Hogrefe Verlag GmbH & Co. KG, Merkelstraße 3, 37085 Göttingen, info@hogrefe.deinfo@hogrefe.de

Anregungen und Zuschriften bitte an den Hersteller:
Hogrefe AG
Lektorat Pflege
Länggass-Strasse 76
3012 Bern
Schweiz
Tel. +41 31 300 45 00
info@hogrefe.ch
www.hogrefe.ch

Lektorat: Jürgen Georg
Herstellung: Daniel Berger
Umschlagabbildung: Cla Gleiser, Thalwil
Umschlaggestaltung: Peter Wild
Umschlag: Verlag intern
Satz/Grafikdesign: Peter Wild, Richterswil
Druck und buchbinderische Verarbeitung: Finidr s. r. o., Český Těšín
Printed in Czech Republic
Auf säurefreiem Papier gedruckt

1. Auflage 2025

ISBN 978-3-456-86405-1
https://doi.org/10.1024/86405-000